營養師的
減醣 快瘦
廚房

控醣穩糖，代謝好好
吃好吃滿還能狂瘦的
終極飲食計畫

人氣營養師
楊斯涵———— 著

晨星出版

減醣飲食享受美味又輕鬆瘦

瘦要瘦得健康，用對方法

小時候的我，因為肉肉胖胖的體態，被同學取了「包子」的綽號，那時不僅沒有自信，胖胖的身體即使只是輕微的動一動，也很容易喘，因此，只要是運動相關的課程便無法成為我的強項。

到了青春期，開始注重自己的外表，為了變瘦、變美嘗試過許多方法：「節食少吃」、「過水去油」等，瘦是瘦下來了，但是卻換來氣色變差、皮膚暗沉的後果。直到自己成為營養師之後，才深刻的理解，減重怎麼減，方法很重要，合適的食物選擇、卡路里的搭配、吃飽又有營養，才能使身體這台精細奧祕的機器能有效運轉。

成功減脂，心態很重要

在營養門診中，有不少糖尿病、高血脂、高血壓、脂肪肝的病人，雖然知道有效的減脂能改善健康數值，但是多數人常因為忙碌沒有時間、怕麻煩、覺得外食沒法減肥等藉口，而拒絕減肥，直到等到狀況已經很嚴重了，甚至危及健康了，才願意開始嘗試，曾經有位病人跟我分享：「本來覺得肥胖沒有什麼關係，但是聽到身旁朋友心肌梗塞猝死，為了不讓家人擔心，才決定減肥！」我也常在門診中鼓勵大家找到減重的動機，下定決心後就開始吧！

察覺飲食中的高醣陷阱

有人說，減肥方法這麼多種，為什麼鼓勵用減醣飲食？因為多年的門診經驗，發現由於現代人的飲食越來越精緻，生活中不乏含糖飲料、精緻零食，加上生活中有許多隱藏的高醣分食物，因此，病人們普遍存在「精製糖攝取過量」或是「澱粉吃太多」的情形，造成血糖不易下降、體脂肪累積，這時若是採取減醣飲食，就可以很有效的降低血糖，並達到減脂的效果。

而這裡說的減醣飲食，是可以依據個人原本的醣分攝取量，溫和漸進式地減少醣，而非極端的不吃任何澱粉，這樣較易被大多數人接受。

減醣飲食，用對進食順序不挨餓

許多人一聽到減醣，立刻就會有「我的飲食很重飯，要我少吃飯太難了」、「不吃飯會餓肚子」等的擔心，因此我常鼓勵大家搭配「進食順序：菜肉飯」的口訣，曾有病人嘗試後發現，依照這樣的進食順序，飯就自然而然減少了，先吃菜及肉能吃飽，又不會覺得餓，因此執行減醣飲食運用一些小技巧，能幫助你更快上手。

減醣飲食，美味又吃得飽

減醣飲食中，需要增加大量的青菜及蛋白質，本書中設計多變化的海鮮、肉類及豆蛋類料理，讓大家可依據飲食喜好，選擇：魚及海鮮、雞肉、豬肉、牛肉、蛋及豆腐等，即使素食者也可以享用豐盛的美味減醣餐。

外食也能輕鬆瘦

外食也是減肥的其中一個困難點，許多人會有「我外食很難減肥」、「外食多澱粉可以減醣飲食？」的疑慮，的確相較於自己烹煮，外食的分量、烹調方式，都不是自己能控制的；外食增加減肥、減醣飲食的困難度，但並非無法執行，本書也收錄許多常見的外食食物的醣量，只要多花一些心思，用心挑選合適的食物，一樣能成功減肥。

減醣書，讓你不用走冤枉路

本書像是減醣百科工具書，詳細的說明如何執行減醣飲食、收錄許多減醣路上的各種疑難雜症，也許你還沒開始執行減醣飲食，對減醣有許多好奇之處想要更深入了解，或是你正在執行減醣飲食時遇到了瓶頸，想要一探究竟可能的原因，那這本書是解決你的困惑與疑慮的好選擇。

目錄

作者序　減醣飲食享受美味又輕鬆瘦 …4

第 **1** 章　吃到飽　也能瘦　減醣飲食不挨餓　**9**

你以為的減醣飲食，正確嗎？ …10

哪些食物含有醣？糖與醣的差別你知道嗎？ …14

減醣飲食為什麼能瘦身？ …16

你真的需要減醣飲食嗎？ …17

第 **2** 章　減醣飲食應用篇　**19**

減醣餐盤 6 原則 …20　　　　減醣飲食的食材介紹 …29

營養師精選減醣食材 …42　　　3 大減醣飲食計畫 …48

第 **3** 章　減醣飲食新手入門篇　**51**

1. 減醣飲食適合小孩子、青少年、孕婦、哺乳期嗎？ …52

2. 糖尿病或肝腎等病患者適合低醣飲食嗎？ …53

3. 減醣飲食吃不飽，怎麼辦？ …54

4. 肚子餓時怎麼辦？黑巧克力、蒟蒻或寒天可以吃嗎？ …55

5. 市售無糖餅乾、無糖燕麥可以吃嗎？ …56

6. 市售蔬果汁、健康果醋，可取代新鮮蔬果？ …57

7. 糙米或五穀的醣量比白米低，所以可以吃比較多？ …58

8. 執行減醣飲食時如何選擇調味料與烹調方式？ …59

9. 不小心吃太多，爆醣了怎麼辦？ …62

10. 吃肉會上升膽固醇，減脂時須盡量不吃肉？ …63

11. 油脂是肥胖的根源，減醣時應該盡量不碰油脂？ …65

12. 外食族很難執行減醣飲食？ …66

13. 不甜的水果、檸檬汁可以盡量吃？ …67

14. 容易混淆的醣類食物 …68

15. 使用減糖電子鍋能降低白飯的醣量？ …69

16. 保健食品：白腎豆可以有效抑制澱粉吸收，以達減醣的效果？ …70

17. 進行減醣飲食，想喝酒精飲料怎麼選？ …72

18. 減醣飲食時只吃蔬菜可以嗎？ …76

19. 冷飯有較多的抗性澱粉、熱量較低，可以多吃？ …77

20. 減醣飲食遇停滯期時怎麼辦？ …78

第 **4** 章 減醣美味餐食譜 **79**

如何規劃減醣餐便當生活 …80　　減醣餐食需要的製備器材 …81
掌握每餐熱量及醣量原則 …82　　營養活力滿分的減醣早餐 …83

營養活力滿分的減醣早餐
400大卡 減醣早餐

1. 蕈菇蝦仁佐香料烤馬鈴薯 …84
2. 韓式泡菜飯捲 …86
3. 鮪魚滑蛋燕麥粥 …88
4. 洋蔥豬柳全麥餅佐沙拉 …90

5. 燕麥脆雞水果優格沙拉 …92
6. 酪梨水波蛋吐司
　　佐檸檬雞柳櫛瓜沙拉 …94

500大卡減醣早餐

1. 香蒜雞腿排佐馬鈴薯蛋煎餅 …96
2. 豬排五穀飯糰 …98
3. 匈牙利紅椒雞胸肉沙拉
　　佐地瓜鬆餅 …100

4. 莎莎醬鮭魚排紅藜沙拉 …102
5. 香煎豬排三明治佐野菇溫沙拉 …104
6. 鮪魚歐姆蛋佐南瓜沙拉 …106

清爽無負擔的減醣澱粉
400大卡 減醣澱粉料理

1. 花椰菜飯 …109
2. 鮭魚花椰菜炒飯 …110
3. 杏鮑菇飯 …112
4. 麻婆豆腐杏鮑菇飯 …113

5. 雞肉豆腐湯麵 …114
6. 麻醬蒟蒻冷麵 …116
7. 蝦仁千張餛飩餃 …118

500大卡 減醣澱粉料理

1. 海南雞蒟蒻飯 …120
2. 櫛瓜麵 …122

3. 青醬雞肉櫛瓜麵 …124

營養一次滿足的減醣午晚餐
400大卡 減醣午晚餐

1. 地中海香料烤魚 …126
2. 香蒜蝦仁百匯 …128
3. 檸檬中卷沙拉 …130
4. 味噌鯛魚煮 …132
5. 雞柳炒蔬菜百匯 …134
6. 彩虹腰果雞丁 …136

7. 牡蠣豆腐味噌煮 …138
8. 胡麻吻仔魚豆腐 …140
9. 鐵板豆腐 …142
10. 蛤蜊絲瓜蒸蛋 …144
11. 波特菇烤蛋沙拉 …146

500大卡 減醣午晚餐

1. 奶油鮭魚鴻喜菇 …148
2. 鹽烤鯖魚佐蔬菜 …150
3. 孜然風味雞腿排 …152
4. 番茄肉片捲 …154
5. 日式蘿蔔燉肉 …156
6. 韓式泡菜炒豬肉 …158
7. 肉絲炒香菇四季豆 …160

8. 胡麻松阪豬沙拉 …162
9. 紅酒燉牛肉 …164
10. 蘆筍牛肉捲佐蔬菜棒 …166
11. 番茄牛肉丸 …168
12. 滷蘿蔔牛腱肉 …170
13. 義式蔬菜烘蛋 …172
14. 香料鴨胸佐蔬菜 …174

高飽足鮮美的鍋物及湯品

1. 鮭魚石狩鍋 …176
2. 番茄羅宋湯 …178
3. 辣椒香菇雞湯 …180
4. 薑絲虱目魚蘿蔔湯 …182

5. 青木瓜排骨湯 …184
6. 泡菜番茄海鮮鍋 …186
7. 養生百菇鍋 …188
8. 蘋果蛤蜊雞湯 …189

冰箱常備減醣料理

1. 半熟日式溏心蛋 …190
2. 滷豆干 …192

3. 鹽水雞 …194
4. 蒜香毛豆 …196

減醣照樣大口吃甜點

1. 堅果鮮奶豆花 …198
2. 巧克力豆腐布朗尼 …200
3. 脆皮燕麥蛋塔 …201
4. 香蕉燕麥餅乾 …202

5. 黑木耳露 …203
6. 奇亞籽水果優格 …204

第5章 外食族減醣祕笈 205

外食5大高醣陷阱 …206
外食減醣5大祕訣 …208
外食減醣選選看 …210

減醣選選看

火鍋店，開心聚餐去 …210
吃燒烤，開心聚餐去 …214
速食店，簡單吃頓飯 …218
便利商店，簡單吃頓飯 …222
滷味／鹽水雞，想要打牙祭 …226

吃到飽，開心聚餐去 …212
早餐店，簡單吃頓飯 …216
自助餐，簡單吃頓飯 …220
小吃攤／麵攤店，想要打牙祭 …224
零食／點心，想要打牙祭 …228

外食族一週快瘦提案 …230

附註1 市售外食醣量表 232
附註2 減脂個案心得分享 234
附註3 減醣食材介紹篇，如何取得食材？ 239

吃到飽　也能瘦
減醣飲食不挨餓

美食店家林立、食物越來越精製化、工作忙碌沒有時間運動……現代人處在一個易致胖的環境中，只要一個不注意，體態就在不自覺中發福了。想要只靠節食挨餓瘦下來，往往無法持續而前功盡棄，而「減醣飲食」是一種既能吃飽又能瘦身的健康飲食法，但是，正確的執行才能瘦得健康；讓營養師帶你進入減醣世界，一起認識正確的減醣飲食。

你以為的減醣飲食，正確嗎？

　　飲食是一種長期的生活習慣，每個人每天最少吃一餐的話，一年累積下來也有365餐，日積月累，食物的選擇就會影響健康的狀況。

　　由於外食族方便取得的食物往往以澱粉類為主，因此，在我的營養諮詢門診中常常遇到飲食型態偏向高醣飲食的朋友，例如，上班族肚子餓時習慣以餅乾、麵包當做點心或每天一杯手搖飲料等，用餐時也多以飯糰、炒飯、麵線糊、焢肉飯……為主要選擇，而這些食物以醣類比例居多、這樣的飲食型態就容易使每日攝取的醣類過量。

高醣食物				
中式飯糰	炒飯	炒麵	羹飯/麵	焢肉飯
燴飯	蛋糕	含糖飲料	麵包	餅乾
泡麵	油條	饅頭	披薩	炸雞排
珍珠奶茶	洋芋片	薯條/餅	果乾	果汁

（圖1）高醣食物

　　長期偏向高精製糖的飲食型態，醣類經過消化分解成葡萄糖後，快速上升血糖，也很容易累積成脂肪細胞，增加脂肪細胞的體積，變成皮下或內臟脂肪儲存；脂肪細胞會分泌發炎激素，造成身體發炎，增加三高（高血糖、高血脂、高血壓）的風險，但是許多人往往沒有意識到飲食對健康的影響，等到疾病產生後，才發現原來食物的選擇會跟體態、疾病有關。

　　在門診跟病人討論飲食習慣時，經常會遇到相同的情況，一聽到減醣飲食，大多數人會以為是要大家不要吃澱粉，第一個反應往往就是：「不吃澱粉我怎麼會飽？」其實減醣飲食並非不吃澱粉，而是將醣類比例降低，提高蛋白質及脂肪的攝取量。因為現代人的工作型態大多都是久坐，活動量已經比過去勞動的農業社會大幅減少，攝取過多的精製糖類反而易累積在身體裡，容易引起肥胖、高血糖、心血管疾病，因此，除了避免攝取精製糖類食物外，更需重視選擇高纖澱粉，也就是富含膳食纖維、維生素及礦物質的全穀雜糧類。

並非不吃澱粉，而是攝取高纖好澱粉

地瓜、南瓜、玉米、藜麥、糙米、燕麥等，這些天然原態、少精製加工的澱粉類，富含膳食纖維；水溶性及非水溶性的膳食纖維具有增加飽足感、幫助排便、且可與膽固醇結合以降低心血管疾病風險、延緩血糖上升、控制血糖等的作用。根據2013～2016年國民營養狀況變遷調查，成人每日膳食纖維僅攝取13.5～18.8克，以衛福部每日需攝取25～35公克的標準來看，相當不足夠；建議將精製白飯、白麵條或白吐司，換成高纖低升糖指數（簡稱GI）的好澱粉。一項探討低醣飲食與低GI飲食的研究發現，單純攝取低醣飲食，隨著醣量過低可能會增加死亡的風險，而將碳水品質改為低GI的澱粉，發現具有降低心血管疾病、有助於降低極端低醣飲食的高死亡風險；因此醣類的品質與量一樣重要。

種類	精製澱粉	未精緻澱粉
食物來源	白飯、白麵、白吐司	糙米、五穀米、藜麥、地瓜、南瓜
營養素	醣類	醣類、膳食纖維、維生素B群、礦物質

（圖2）精製澱粉與未精製澱粉

先吃青菜及蛋白質

現代人工作忙碌、多外食，普遍攝取的蔬果量嚴重不足，建議每日需攝取1.5碗的青菜量及2顆拳頭大小的水果。青菜與水果的營養素不同，雖然蔬菜及水果均富含人體所需的維生素及礦物質，但水果糖分相較於蔬菜高，且蔬菜富含特定的營養素，如：維生素A、鉀及鐵，優於水果，所以仍建議每餐確保足夠的青菜攝取量。一般我們習慣飯、菜、肉混合著一起吃，當醣類食物太快被分解成葡萄糖時，血糖便會快速上升；研究發現先吃青菜與蛋白質，澱粉最後再吃，有助於延緩餐後血糖的上升。

我常常提醒病人，每餐吃飯前先看看是否有青菜，第一口先從青菜吃起；外食時記得點一些燙青菜、滷海帶、青菜湯等，再來吃蛋白質，如：豆腐、魚肉、雞肉及瘦肉等。青菜及蛋白質這兩項食物若有一樣吃不夠，只吃肉類少青菜或吃了許多青菜卻忽略蛋白質，一定會餓肚子，所以需要先增加青菜及蛋白質食物，才能開始減少澱粉、往減醣飲食之路邁進。

攝取好油脂

減醣飲食中，油脂攝取比例會拉高，所以攝取好的油脂很重要，建議選擇植物性油脂做為烹調用油。另外堅果富含多元不飽和脂肪酸，對心血管有保護作用，飲食指南建議每日攝取一份約5～10粒的堅果；些些國人的攝取量皆不足。而且許多人吃堅果往往是平常沒有吃，但是只要一吃，就吃的特別多，像是一大罐堅果很快就吃完了，或是過年時堅果吃的量特別多；堅果固然富含好油、維生素及礦物質，但是畢竟屬於高熱量油脂類，1公克有9大卡，需酌量食用。建議大家購買便利商店小包裝的堅果或將大罐的堅果分裝食用，以免一次攝取太多。

減醣飲食並非生酮飲食，少醣而非無醣

前一陣子生酮飲食相當流行，因為不吃澱粉、攝取高油脂，迫使脂肪燃燒產生酮體，快速瘦身的效果使許多人趨之若鶩；但隨著負面新聞的出現：吃過多油脂而導致高血脂、中風、少數人出現酮酸中毒甚至死亡，許多人才發現生酮飲食是高風險的飲食方式，並不適合每一個人。在門診中也發現許多人嘗試執行生酮飲食，但因為不吃澱粉，要吃高量的油脂實在難以執行，因此中途放棄；或是有些人以為吃的是生酮飲食但其實是高蛋白質飲食，因而攝取過量的高脂肉，像焢肉、香腸、滷肉等，因富含飽和脂肪酸，而使血膽固醇超標。

相對於生酮飲食，減醣飲食較容易執行、不易對健康造成危害，而且一樣具有減重減脂的效果，現在就讓我們一起了解減醣飲食的三大營養素比例吧！

飲食型態依據三大營養素：碳水化合物（醣類）、蛋白質及脂肪，佔每日飲食總熱量的比例，分為均衡飲食、減醣飲食及生酮飲食。這三種飲食型態如下（圖3）：

均衡飲食：據107年新版〈每日飲食指南〉建議，均衡飲食的三大營養素比例為醣類（碳水化合物）50～60%、蛋白質10～20%、脂質20～30%

減醣飲食：分為低醣（醣類20～25%）及中度低醣（醣類26～40%）

生酮飲食：醣類需小於10%以下

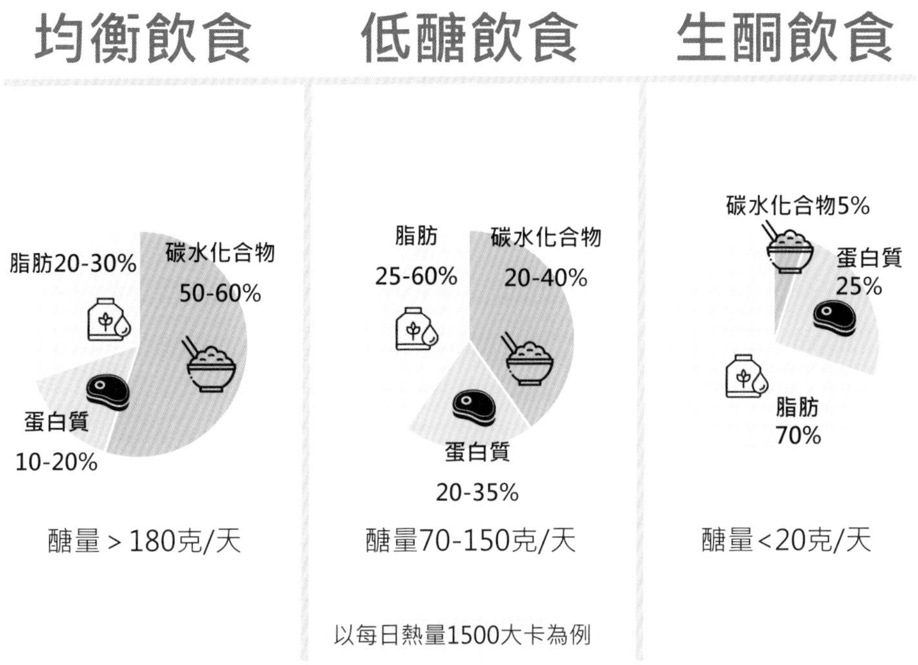

均衡飲食　　低醣飲食　　生酮飲食

脂肪20-30%　碳水化合物 50-60%

蛋白質 10-20%

醣量 > 180克/天

脂肪 25-60%　碳水化合物 20-40%

蛋白質 20-35%

醣量70-150克/天

以每日熱量1500大卡為例

碳水化合物5%

蛋白質 25%

脂肪 70%

醣量 <20克/天

（圖3）均衡／低醣／生酮飲食比例

　　減醣飲食是醣量介於三種飲食中間的飲食型態，古人說中庸之道，凡事不要太過與不及，減醣飲食剛好醣量比例介於中間，是增加飲食中的青菜、蛋白質及油脂、降低醣類的飲食型態，可以依據個人狀況，做階段性的減醣，若平常飲食醣類攝取量太大的人，建議先由中度低醣開始，再漸進式減少至低醣飲食，瘦身效果會更明顯。

哪些食物含有醣？糖與醣的差別你知道嗎？

減少精製糖

　　糖指的是精製糖，包含單糖及雙糖，例如：砂糖、黑糖、果糖、蜂蜜等，常額外添加於飲料、蛋糕、餅乾中，因此也稱添加糖。相較於醣，糖吃起來口感明顯有甜味，血糖上升幅度也較大。身體運作其實不需要精製糖，過多的糖分容易囤積成脂肪，導致肥胖；研究發現高糖攝取與許多健康的問題：代謝症候群、高血糖、高血脂、高血壓、癌症等有關，是不良飲食習慣的指標。

　　隨著手搖飲料店的林立、便利商店陳列各式各樣的飲料，台灣人攝取含糖飲料的頻率大幅增加，根據2013～2016的國民營養狀況變遷調查，成人每天平均攝取一次含糖飲料，只要喝一杯含糖飲料，精製糖的攝取量就容易超過上限，而根據國民健康署建議：每日飲食中，添加糖攝取量不宜超過總熱量的10%，若每日攝取2000大卡，添加糖攝取應低於200大卡。以1公克糖熱量4大卡計算，每日添加糖攝取應低於50公克。依據食藥署食品營養成分資料庫，1杯700毫升的「全糖」珍珠奶茶，含糖量近62公克，一天一杯就超過每日糖攝取上限。建議大家換成無糖飲品或多喝開水才是最經濟實惠。

　　除了含糖飲料及甜食之外，烹調料理中所添加的糖也需注意，像紅燒或滷製料理、糖醋料理額外添加的糖，也都必須列入每日糖攝取量。

	糖		醣	
分類	簡單醣類，一般稱為糖		複雜醣類	
名稱	單醣	雙醣	寡醣	多醣
化學結構	由單一單醣構成	由兩個單醣構成	由三至十個單醣構成	由十個以上單醣所構成
名稱	葡萄糖、果糖、半乳糖	麥芽糖、蔗糖、乳糖	棉子糖、水蘇糖	澱粉、肝醣、纖維
舉例說明	豐年果糖、蜂蜜	砂糖、黑糖、冰糖	豆漿內的寡糖以棉子糖及水蘇糖為主，無法被消化，易產生脹氣	全穀雜糧類食物如：米飯、類的膳食纖維麵包；蔬果

（圖4）糖與醣

適量醣類食物

　　醣類即是俗稱的碳水化合物，是比糖更大的集合，包含上述所說的單醣及雙醣，之外還有寡醣及多醣；含有醣類的食物類別：全穀雜糧類、奶類、水果類，其中蔬菜類所含的醣量少，可以省略不計。醣類食物的總量是主要影響血糖的因素，醣類食物經過口腔、胃、主要在小腸，經由澱粉酶的消化，分解成葡萄糖小分子，經由小腸絨毛吸收至血液，而上升血糖，身體感受到血糖上升後分泌胰島素，使血液中的糖分被細胞利用，以降低血糖。

　　全穀雜糧類或是俗稱的澱粉類，為身體能量的來源，是三種醣類食物中，國人目前唯一有攝取過量的食物；根據2013～2016年國民營養狀況變遷調查，有53％的人澱粉類吃太多。而有99.8％及86％的人奶類及水果類攝取不足，因此精製的全穀雜糧類可以稍微減量，換成高纖維質低GI的澱粉，避免完全不吃全穀雜糧類；因為完全不吃全穀雜糧除了飢餓外，也會影響大腦運作、日常工作表現及影響身體對於蛋白質、脂肪的利用代謝，建議可多運用後面章節提到的全穀雜糧類的分量概念，嘗試將澱粉依個人狀況減量。

品名		醣類	蛋白質	脂肪	熱量
全穀雜糧類		15	2		70
水果類		15			60
乳品類	全脂	12	8	8	150
	低脂	12	8	4	120
	脫脂	12	8		80
豆魚蛋肉類	高脂		7	10	120
	中脂		7	5	75
	低脂		7	3	55
蔬菜類		5	1		25
油脂與堅果種子類				5	45

（圖5）醣類食物

營養師 **小提醒**：全穀雜糧類、奶類及水果類是富含醣類的食物，但是未精製的全穀雜糧類富含纖維質、維生素B群及礦物質；奶類含有鈣質及維生素B_2、維生素D，可以避免骨質疏鬆；水果類有豐富的維生素C，可以避免牙齦出血的壞血病，都是身體維持生理機能不可或缺的食物，在減醣飲食時，仍需適度攝取喔！！

減醣飲食為什麼能瘦身？

當飲食中攝取大量的精製碳水化合物，使血糖濃度上升，身體便會分泌合成賀爾蒙胰島素，將血液中糖分運送至細胞，身體許多器官依賴糖分當做能量來源，如：大腦、心臟、肌肉，適當的糖分可以使身體正常運作，糖分也會儲存於肝臟，即是肝糖，以便血糖低時轉化為糖分來平衡血糖。

但是攝取過多的醣類，除了容易導致高血糖，不利於糖尿病控制之外，也將累積成為脂肪儲存。過多的脂肪累積於血液，則是高血脂（高三酸甘油脂）；儲存於身體皮膚下，則是體脂肪過高；或是儲存於內臟則是脂肪肝。

醣類為身體主要能量利用來源，當你開始減少攝取碳水化合物減少醣類，使身體的醣類儲存量耗竭時，身體會轉為利用脂肪當做能量來源，脂肪才可以開始燃燒，才能減少體脂肪及脂肪肝、改善高血脂。

因此要減脂可以先從減醣開始，研究發現減醣飲食相較於其他飲食，瘦身減脂效果較快速且容易執行。

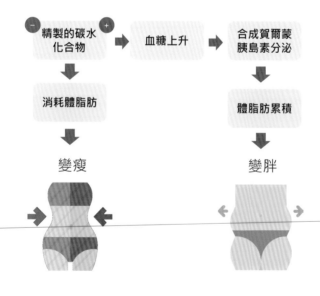

（圖6）減醣飲食瘦身原理

你真的需要減醣飲食嗎？

飲食為日常生活中重要一環，除了工作、休息之外，便是想著這餐要吃什麼？雖然飲食為日常生活所需，但是很少人認真檢視自己的飲食型態。每個人的飲食習慣、飲食環境及健康狀況都不同，建議大家思考看看自己有沒有特別的飲食偏好，以下的飲食類型，為醣類食物容易過量的類型：

飲食類型	說明
澱粉控	喜歡吃高澱粉的食物如: 炒麵、燴飯、牛肉麵、羹麵等等
水果控	水果當正餐吃、常常吃過量的水果、常喝果汁或果乾
甜食控	喝含糖飲料、有吃零食點心的習慣

檢查報告	說明
血糖異常	可分為以下兩種情形 **(1)葡萄糖耐受異常:** 空腹葡萄糖介於100-125mg/dL或飯後血糖介於140-199或糖化血色素5.7-6.4% **(2)糖尿病:** 空腹血糖≥126mg/dL或飯後血糖≥200mg/dL或糖化血色素≥6.5%
脂肪異常	脂肪累積可能有以下情形: **(1)體重過重:**身體質量指數(Body mass index；BMI)，體重（公斤）除以身高（公尺）的平方超過24 **(2)體脂肪過高:** 男性超過25%、女性超過30% **(3)血脂肪異常:** 空腹三酸甘油酯 偏高：≥150mg/dL，或是服用醫師處方降血脂藥物 **(4)脂肪肝:** 經醫師以超音波診斷，分為輕度/中度/重度

（圖7）飲食習慣及身體檢查檢測

　　第一類型：澱粉控。一餐中以精製澱粉的比例佔大部分，如：白飯或白麵條，常常選擇高澱粉的食物，如：中式飯糰、炒麵、燴飯、牛肉麵等，這些食物醣量都超過一碗飯，或者愛吃勾芡的食物，如：羹飯、羹麵、大滷麵、酸辣湯等。

　　第二類型：水果控。會不會特別愛吃水果？例如水果當正餐吃，或是常常吃超量的水果、喝果汁或吃果乾如葡萄乾、蔓越莓乾、芒果乾、柿餅取代新鮮水果等。

　　第三類型：甜食控。有沒有喝飲料或吃零食點心的習慣？如：蜂蜜水、舒跑、乳

酸飲料、提神飲料等其實也都含有糖，或是正餐吃得少，喜歡吃餅乾、蛋糕等的零食；以上這些飲食習慣，顯示你是屬於高精製糖量攝取的人，若持續這樣的飲食習慣，將增加肥胖、三高的機率，建議開始嘗試減醣飲食。

再來請檢視自己的體態，除了體重外，也請評估體脂肪及健康檢查結果，若身體檢查有：體重過重、體脂肪過高、脂肪肝、血脂異常、代謝症候群，即建議開始調整生活型態，立即開始執行減醣飲食。

第 2 章

減醣飲食
應用篇

在營養諮詢門診，遇到不少認為瘦身減脂就是要「少吃多動」的人，但往往說起來容易，執行卻很困難。其實減重並非意味著節食或瘋狂運動，運用更科學化、聰明、有效率的方法，試著從日常生活中開始減醣，挑對食物、正確的吃，你一定也開始朝瘦身之路邁進！

減醣餐盤 6 原則

　　減醣飲食不能單一只計算卡路里，更需注意食物的選擇與搭配。多樣化的食物，是指六大類食物：全穀雜糧類、水果類、奶類、蔬菜類、豆魚蛋肉類及油脂與堅果種子類都有攝取，提供不同的維生素及礦物質，才足以開啟身體的代謝運轉，選對食物、正確比例、吃得夠，才能長期執行，持續健康瘦身。以下的減醣餐盤根據男女所需的熱量不同，區分為兩種不同的食物建議量，可多運用以下的飲食技巧及食物量，讓減醣飲食更有效率的進行：

　　1.先吃菜，增加蔬菜：蔬菜的分量越多越好，建議男生一天至少5份、女生一天4份，相當於一天2.5碗及2碗的青菜，至於蔬菜的種類，選擇不同顏色的蔬菜，能攝取到更多種植化素、維生素及礦物質更好。

　　2.再來吃足量豆魚蛋肉類（蛋白質）：蛋白質是最具飽足感的食物來源，蛋白質若攝取不足，一定很快餓肚子，建議男生一天8份、女生一天7份，相當於一天8兩手掌及7兩手掌的量，建議選擇油脂量低的蛋白質，如：豆腐、豆漿及豆干、魚肉、海鮮、雞肉、瘦豬肉等，避免五花肉、梅花肉等高脂肉，及油炸物或加工肉品。

　　3.最後吃澱粉，選擇低GI澱粉：澱粉屬醣類食物，將米飯、麵食等澱粉放在最後吃，自然會減少攝取量，建議男生一天6份（飯1.5碗）、女生一天4份（飯1碗），建議多選擇低GI的全穀雜糧類，如：糙米、燕麥、南瓜、地瓜等。

　　4.適量水果2份：水果有豐富的維生素及礦物質，但是仍屬醣類食物，建議男生及女生一天攝取2份（共約1碗）即可。

　　5.每天一杯奶：奶類因為富含鈣質，可預防骨質疏鬆，若無乳糖不耐，仍建議攝取，然而牛乳本身含有乳糖，仍屬醣類食物，建議男生及女生一天攝取1份（約240毫升）即可。

　　6.每天1份堅果：若飲食不太油膩，沒有油炸物或添加太多油脂烹調的話，可適量每天攝取1份（約10粒）的堅果類。

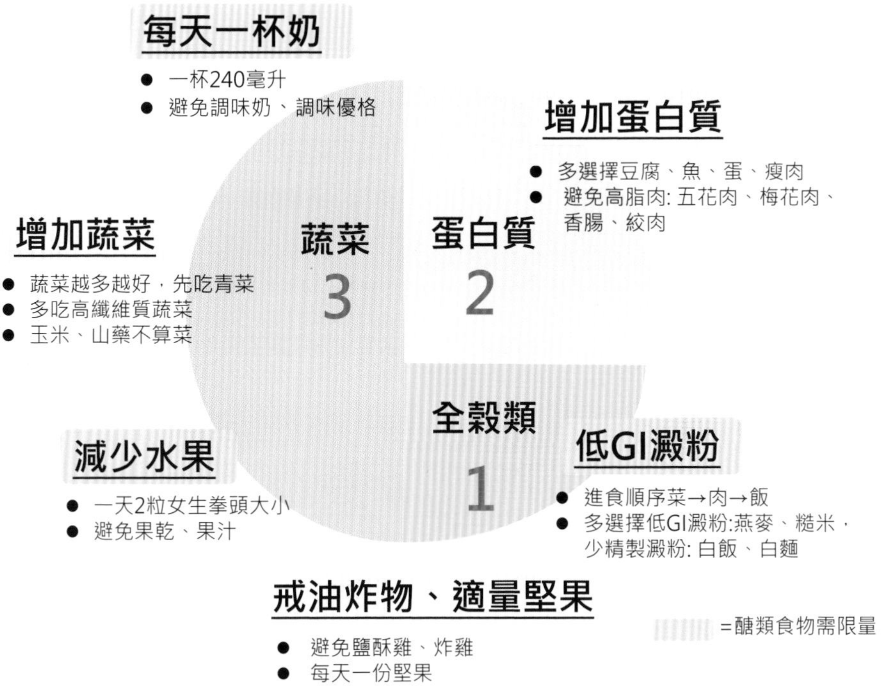

每天一杯奶
- 一杯240毫升
- 避免調味奶、調味優格

增加蛋白質
- 多選擇豆腐、魚、蛋、瘦肉
- 避免高脂肉: 五花肉、梅花肉、香腸、絞肉

增加蔬菜
- 蔬菜越多越好，先吃青菜
- 多吃高纖維質蔬菜
- 玉米、山藥不算菜

蔬菜 3

蛋白質 2

全穀類 1

減少水果
- 一天2粒女生拳頭大小
- 避免果乾、果汁

低GI澱粉
- 進食順序菜→肉→飯
- 多選擇低GI澱粉:燕麥、糙米，少精製澱粉: 白飯、白麵

戒油炸物、適量堅果
- 避免鹽酥雞、炸雞
- 每天一份堅果

‖‖‖‖ =醣類食物需限量

（圖8）減醣餐盤原則（菜：蛋白質：全穀＝3：2：1）

建議採青菜：蛋白質：澱粉＝3：2：1的比例來分配，青菜占1/2，蛋白質占另一半的2/3，剩下的1/3為澱粉

　　以上份量以男生1500大卡、女生1200大卡為例，採中度低醣（26～40%）的比例設計，若原本屬於高醣飲食一族，可以先嘗試中度低醣的飲食設計，若已經調整為上述的目標了，想要更積極減醣，進入積極燃脂期的話，可以進一步嘗試低醣（20～25%）飲食，也就是醣量再降低、提高蛋白質及油脂比例，飲食設計範例如下圖，可以參考以下的食物選擇替換，多樣化的食材提供不同營養素也不會吃膩喔！！

	中度低醣		低醣飲食	
一天的六大類食物份量	男	女	男	女
全穀雜糧類（份）	6	4	3	2
水果類（份）	2	2	1	1
低脂奶類	1	1	0.5	0.5
豆魚蛋肉類-中脂（份）	8	7	11	9
蔬菜類（份）	5	4	6	6
油脂與堅果種子類（份）	5	3	6	4
熱量(大卡)	1574	1256	1557	1253
一日的碳水化合物（份）	157 (40.7%)	122 (38.9%)	96 (24.7%)	81 (25.9%)
一日食物範例	糙米飯1.5碗+水果2粒+牛奶1杯+肉/魚8兩手掌+蔬菜2.5碗+油脂1 2/3湯匙	糙米飯1碗+水果2粒+牛奶1杯+肉/魚7兩手掌+蔬菜2碗+油脂1湯匙	糙米飯八分碗+水果1粒+牛奶0.5杯+肉/魚11兩手掌+蔬菜3碗+油脂2湯匙	糙米飯半碗+水果1粒+牛奶0.5杯+肉/魚9兩手掌+蔬菜3碗+油脂1 1/3湯匙

（圖9）中度低醣、低醣飲食

中度低醣	食物代換
全穀雜糧類6份	=五穀飯1.5碗或地瓜(小)3條或南瓜3碗
水果類2份	=香蕉1根或奇異果2粒或芭樂(大)1粒
奶類1份	=鮮奶240C.C或優格210克或起司2片
豆魚蛋肉類8份	=雞蛋1粒+鮭魚1片(約3兩)+豆腐1塊+雞胸肉1片
蔬菜類5份	=熟青菜2.5碗或大番茄5粒
油脂與堅果種子類5份	=烹調用油5茶匙，烹調用油可多選擇植物油，避免油炸

（圖10）男生中度低醣食物代換範例

低醣	食物代換
全穀雜糧類3份	=五穀飯八分碗或地瓜(小)1.5條或南瓜1.5碗
水果類1份	=香蕉半根或奇異果1粒或芭樂(大)半粒
奶類0.5份	=鮮奶120C.C或優格105克或起司1片
豆魚蛋肉類11份	=雞蛋2粒+鮭魚1片(約3兩)+豆腐1塊+雞胸肉1片(約3兩)+雞腿肉1隻(約2兩)
蔬菜類6份	=熟青菜3碗或大番茄6粒
油脂與堅果種子類6份	=烹調用油6茶匙，烹調用油可多選擇植物油，避免油炸

（圖11）男生低醣食物代換範例

中度低醣	食物代換
全穀雜糧類4份	=五穀飯1碗或地瓜(小)2條或南瓜2碗
水果類2份	=香蕉1根或奇異果2粒或芭樂(大)1粒
奶類1份	=鮮奶240C.C或優格210克或起司2片
豆魚蛋肉類7份	=雞蛋1粒+鮭魚1片(約3兩)+豆腐1塊+雞腿1隻
蔬菜類4份	=熟青菜2碗或大番茄4粒
油脂與堅果種子類3份	=烹調用油3茶匙，烹調用油可多選擇植物油，避免油炸

（圖12）**女生中度低醣食物代換範例**

低醣	食物代換
全穀雜糧類2份	=五穀飯半碗或地瓜(小)1條或南瓜1碗
水果類1份	=香蕉半根或奇異果1粒或芭樂(大)半粒
奶類0.5份	=鮮奶120C.C或優格105克或起司1片
豆魚蛋肉類9份	=雞蛋1粒+鮭魚1片(約3兩)+ 豆腐2塊+雞胸肉1片(約3兩)
蔬菜類6份	=熟青菜3碗或大番茄6粒
油脂與堅果種子類4份	=烹調用油4茶匙，烹調用油可多選擇植物油，避免油炸

（圖13）**女生低醣食物代換範例**

分量說明：

蔬菜類一份

＝可食部分生重100公克＝生菜
（美生菜、萵苣等）100克

＝煮熟後收縮率較高的蔬菜如莧
菜、地瓜葉等，煮熟後約佔半
碗

＝煮熟後收縮率較低的蔬菜如芥
蘭菜、青花菜等，煮熟後約佔2
／3碗

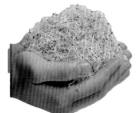
生菜(美生菜、萵苣等)100克

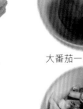
大番茄一顆約100克

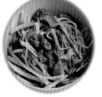
煮熟後收縮率較高的蔬菜約半碗

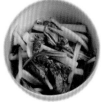
煮熟後收縮率較低的蔬菜約2/3碗

（圖14）青菜一份的量

豆魚蛋肉類一份

＝傳統豆腐80公克（約2～3格）或嫩豆腐140公克（約半盒）＝無糖豆漿190毫升

＝一般魚類35克（約1兩手掌大）＝雞蛋55公克（約1顆）

＝雞里肌或雞胸肉30公克（約1兩手掌大）＝雞腿肉40公克（約1兩手掌大）

＝豬大里肌肉（豬前後腿肉）35公克（約1兩手掌大）

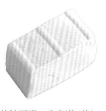
傳統豆腐80公克(約2格)

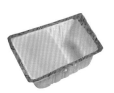
嫩豆腐140公克(約半盒)

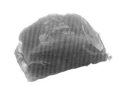
豬里肌35公克(約1兩手掌大)

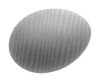
雞蛋55公克(1顆)

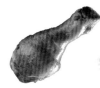
棒棒腿40公克(1隻)

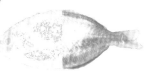
肉鯽魚35公克(半隻)

（圖15）豆魚蛋肉類一份的量

全穀雜糧類（澱粉）一份

＝糙米飯1／4碗（40公克）或雜糧飯1／4碗（40公克）或熟麵條1／2碗（60公克）

＝地瓜1／4碗（55公克）＝南瓜1／2碗（85公克）＝燕麥3湯匙（20公克）

＝玉米粒4湯匙（85公克）＝藜麥生重1湯匙（20公克）

＝全麥吐司1片（30公克）

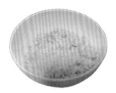 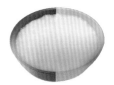 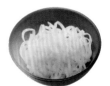

糙米飯1/4碗(40公克)　　稀飯1/2碗(125公克)　　熟麵條1/2碗(60公克)

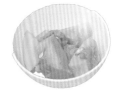 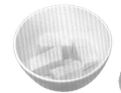 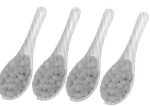

南瓜1/2碗(85公克)　　地瓜1/4碗(55公克)　　玉米粒4湯匙(70公克)

（圖16）全穀雜糧一份的量

水果一份

＝柳丁1個（可食量130公克）

＝香蕉1／2根或芭蕉1根（可食量70公克）

＝泰國芭樂1／3粒（可食量160公克）

＝百香果2粒（可食量140公克）

＝聖女番茄23粒（可食量220公克）

＝愛文芒果1.5片（可食量150公克）

＝木瓜1／3粒（可食量150公克）

＝葡萄13個（可食量85公克）

＝鳳梨1／10片（可食量110公克）

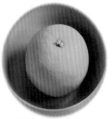 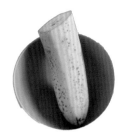

柳丁1個(未處理170公克)　　香蕉1/2根(連皮95公克)

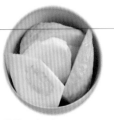 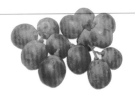

芭樂1/3個(未處理205公克)　　葡萄13粒(未處理105公克)

（圖17）水果類一份的量

奶類一份

＝240毫升鮮奶或240毫升無糖優酪乳

＝全脂奶粉4湯匙（30公克）

＝起司2片（45公克）

＝無糖優格八分碗（210公克）

低脂鮮奶 240毫升

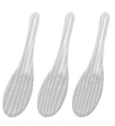

低脂奶粉25公克

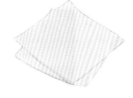

起司片2片45公克

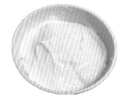

無糖優格210公克

（圖18）奶類一份的量（＝15公克醣/碳水化合物）

堅果一份

＝杏仁果5粒（7公克）＝花生仁10粒（13公克）＝腰果5粒（10公克）

＝開心果15粒（10公克）＝瓜子或南瓜子或葵瓜子1湯匙（10公克）

＝核桃2粒（7公克）＝芝麻粉4茶匙（10公克）

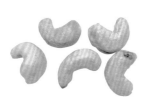

腰果5粒 (10公克)

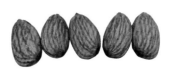

杏仁果5粒 (7公克)

核桃2粒 (7公克)

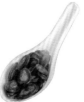

瓜子1湯匙 (10克)

（圖19）堅果類一份的量

*重量一律用去皮、去殼的可食重量表示

秤量用具：

碗，容量240毫升，外圍
=直徑11公分，深度5.5
公分、內圍=直徑10.1公
分，深度4.8公分

1兩等於三隻手指頭大小的肉或用自己的
手掌，厚度約1公分的三兩手掌、四兩手
掌與五兩手掌，分別代表3份：長(中指-手
腕)15.5cm、寬(大拇指最底處水平)9cm
4份:長(中指-手腕)17.5cm、寬(大拇指最底處
水平)10cm
5份長(中指-手腕)18.5cm、寬(大拇指最底處
水平)11cm

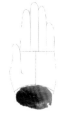

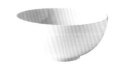

定量器具	磅秤	碗	湯匙	手掌	量杯
適合的 食物種類	所有類別 食物	• 全穀雜糧 • 水果 • 蔬菜	• 全穀雜糧 • 奶類 • 油脂與堅果種子類	豆魚蛋肉類	• 奶類 • 豆魚蛋肉類

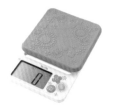

食物秤，內建扣
重，可秤量最小
0.1公克至2-5公
斤的食物重量

湯匙全長14公分
可盛裝食物部分
長7公分，寬4.8公分
深1.5公分

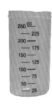

量杯，需有刻度，
計算液體食物:如
鮮奶、豆漿等

（圖20）定量器具

減醣飲食的食材介紹

執行低醣飲食時，六大類食物中以全穀雜糧類、水果類及奶類為醣類食物，要特別注意食用的種類及分量，以免攝取過多醣量。並且需要增加蔬菜類、豆魚蛋肉類及油脂與堅果種子類，才能有足夠的膳食纖維質、維生素、礦物質，來開啟代謝運轉及提供飽足感。六大類食材的介紹及選擇，如下：

食物類別	全穀雜糧類	水果類	奶類	蔬菜類	豆魚蛋肉類	油脂與堅果種子類
減醣飲食重點	屬於醣類食物，種類盡量選擇未精緻的、低GI	屬於醣類食物，種類盡量選擇低GI的	屬於醣類食物，種類盡量選擇無額外添加糖的	提供膳食纖維，盡量越多越好	提供蛋白質，盡量選擇低中脂肪	提供油脂，盡量選擇不飽和脂肪酸的植物性油脂
綠燈區(可多選擇)	燕麥、糙米、藜麥、地瓜、南瓜、薏仁等	奇異果、蘋果、櫻桃	鮮奶、保久乳、奶粉	幾乎都屬於綠燈區	豆腐、豆漿、魚肉、雞蛋、雞肉、瘦豬肉、牛腱	堅果、橄欖油、苦茶油、酪梨油、亞麻仁油、
紅燈區(盡量避免)	白飯、白麵條、泡麵、白麵包、餅乾、蛋糕等	果乾、果汁等	調味乳、調味優酪乳、調味優格	注意山藥、玉米、芋頭等不算蔬菜	五花肉、梅花肉、培根、香腸、貢丸、肉鬆、肉乾、牛腩	豬油、雞油、牛油

（圖21減醣飲食 六大類食物）

全穀雜糧類

全穀雜糧類就是俗稱的澱粉，是過去人類社會賴以維生的主食，主要提供醣類，用以供應人體能量需求，分別有加工過的精製全穀及真正的全穀，包含：麩皮、胚芽、胚乳，三個部分含有豐富的纖維質、維生素及礦物質等人體必需營養素，大致可分為以下四類：

精製穀類：白米、白糯米、白麵條、白吐司、白饅頭等

全穀類：糙米、小麥、燕麥、藜麥、小米、薏仁等

根莖類：玉米、地瓜、南瓜、芋頭、馬鈴薯、山藥、蓮藕等

豆類種子：紅豆、綠豆、花豆、皇帝豆、青豆仁、菱角、栗子、蓮子等

玉米、芋頭、山藥、蓮藕等經常被誤認為是蔬菜類，其實這些食物醣量較多，是

屬於全穀雜糧類食物，必須替換飯，當飯吃；若點心吃了玉米、紅豆湯或栗子等食物，正餐的飯及麵就必須減少。

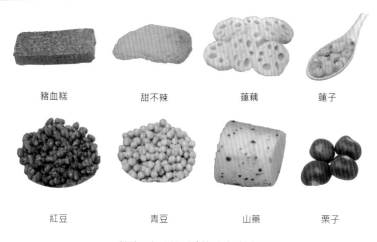

| 豬血糕 | 甜不辣 | 蓮藕 | 蓮子 |

| 紅豆 | 青豆 | 山藥 | 栗子 |

（圖22）易混淆的全穀雜糧類

升糖指數（glycemic index；GI）

許多人以為全穀類食物屬於醣類食物，就要盡量減少；研究發現全穀雜糧類的品質與量一樣重要，種類的部分則要注意選擇低升糖指數（glycemic index；GI）的澱粉。GI值指的是醣類食物吃進去後血糖上升的程度。一般以葡萄糖的升糖程度當做基準（GI：100），來測量某一醣類食物吃進去後，分解為葡萄糖、上升血糖的幅度；低升糖指數為低於55、中升糖指數介於56～69、高升糖指數為大於70，如果常常選擇到高升糖指數的全穀雜糧類，將使血糖像坐雲霄飛車般，快速上升、下降得也快，容易有飢餓感，也會使胰島素大量分泌快速累積成脂肪。

影響GI值的因素有以下：

1.膳食纖維含量：纖維質含量越多，GI值越低，例如：五穀飯比白米飯纖維質多了5倍，GI值也比較低。

2.澱粉的種類：支鏈澱粉比例高的澱粉，如：糯米製品如油飯、湯圓等，相較於直鏈澱粉，GI值高。

3.烹調方式：煮得越軟爛糊化的澱粉，如：粥（稀飯），容易消化吸收快速上升血糖，因此比起乾飯，GI值高。

建議大家可以搭配下表，參照GI選擇全穀雜糧類。

（表1 全榖雜糧類醣量）

樣品名稱	一份的重量	熱量(kcal)	碳水化合物(g)	膳食纖維(g)	GI值	樣品名稱	一份的重量	熱量(kcal)	碳水化合物(g)	膳食纖維(g)	GI值
小米(生)	20	73	14.3	0.4	中	蕎麥(生)	20	71	14.3	0.7	無
小麥胚芽(生)	30	119	14.4	3.0	無	薏仁(生)	20	75	13.2	0.4	低
水餃皮(生)	30	78	17.1	0.4	高	五榖米(生)	20	70	14.6	1.0	低
春捲皮(生)	30	71	15.1	0.6	無	山藥平均值(生)	80	67	14.6	1.0	低
餛飩皮(生)	30	80	17.5	0.5	高	紅肉甘薯(生)	55	60	14.0	1.3	中
低筋麵粉(生)	20	72	15.6	0.4	無	黃肉甘薯(生)	55	63	15.3	1.4	中
中筋麵粉(生)	20	71	14.8	0.4	無	芋頭平均值(生)	55	63	14.2	1.4	低
高筋麵粉(生)	20	72	14.6	0.4	無	豆薯(生)	220	63	15.0	2.8	無
全麥麵粉(生)	20	68	14.3	1.6	無	馬鈴薯(生)	110	82	17.4	1.4	中
乾麵條(生)	20	71	14.9	0.4	低	荸薺(生)	100	63	14.5	2.1	無
油麵條(生)	20	72	15.3	0.2	低	蓮藕(生)	100	58	13.5	3.3	無
通心麵(生)	20	71	14.5	0.4	低	蓮藕粉(生)	20	73	17.7	0.1	低
拉麵(生)	25	72	15.5	0.3	高	西谷米(生)	15	56	13.5	0.0	無
衛生油麵(熟)	45	73	14.0	0.2	低	菱角(生)	60	70	14.5	1.3	無
麵線(生)	25	78	16.1	0.5	無	花豆(生)	25	72	14.8	4.8	無
甜玉米(生)	85	82	15.2	4.0	低	紅豆(生)	25	72	15.4	4.6	低
米粉平均值(生)	20	73	17.1	0.2	中	綠豆(生)	25	78	15.7	3.9	低
米粄條(熟)	50	63	14.6	0.7	無	冬粉(生)	15	52	13.1	0.2	低
米苔目(熟)	50	60	14.8	0.1	無	豌豆仁(生)	70	76	15.2	5.2	低
粿仔條(熟)	45	68	15.8	0.1	無	冷藏寧波年糕	30	66	14.9	0.2	無
白飯(熟)	40	73	16.4	0.2	高	冷藏廣式芋頭粿	60	64	12.9	0.6	無
粳米平均值	20	70	15.6	0.1	高	冷藏廣式蘿蔔糕	60	65	12.2	0.5	無
糙粳米平均值	20	71	14.7	0.7	中	南瓜平均值(生)	27	64	13.8	2.0	高
燕麥(生)	20	78	13.5	1.7	低	生鮮蓮子	25	86	15.2	3.3	無
燕麥片(熟)	20	77	12.8	0.9	中	蓮藕(生)	21	14	12.3	17.6	無

參考資料來源為：台灣食品成分資料庫2019版、糖尿病衛教學會 醣類計算書籍

營養師
小提醒

低GI食物等於低熱量嗎？

不等於，GI值僅是澱粉對於血糖上升的程度，而沒有「熱量」的概念。建議選擇低GI澱粉，仍須配合低醣飲食的「分量」，才能維持合適的熱量攝取；如果因為糙米飯、五穀飯這些食物屬於低GI，就吃過量的話，熱量還是會超過理想範圍的。

水果類

台灣素有水果王國的美名，四季盛產各式各樣的水果，然而根據國民健康署公布的「102～105年國民營養狀況變遷調查」，仍有86％的人水果攝取量不足；水果含有豐富的維生素、礦物質及多酚類，如：木瓜含有β-胡蘿蔔素、葡萄含有白藜蘆醇、藍莓含有花青素等。不過水果屬醣類食物，相較於蔬菜類，醣量較高，若食用過多，可能造成醣量過多而導致肥胖之外，也可能使血脂肪累積或造成脂肪肝，需避免過量食用。

水果類的甜度不等於醣量

水果不論口感上，品嘗起來甜與不甜，皆仍含有果糖，如：很酸的檸檬仍是有糖分的，很多人以為喝檸檬汁很好，而忽略檸檬仍屬水果類；3粒的檸檬仍有1粒柳丁的醣量，如果喝太多，也是會使血糖上升累積成脂肪的。

低升糖指數水果有哪些？

許多人常問，水果的種類有沒有限定？建議可優先吃低GI的水果，如：芭樂、小番茄、蘋果等；其實什麼種類的水果，都可以吃，但要以注意食用分量為原則。

（表2水果類醣量）

樣品名稱	一份的重量	熱量(kcal)	碳水化合物(g)	膳食纖維(g)	GI值	樣品名稱	一份的重量	熱量(kcal)	碳水化合物(g)	膳食纖維(g)	GI值
山竹(去皮去籽)	84	56	15.2	1.4	無	龍眼(去殼去籽)	90	63	16.1	1.6	高
木瓜平均值(去皮去籽)	110	40	10.9	1.5	中	龍眼乾(去殼去籽)	22	60	15.5	0.6	高
百香果(去皮)	140	81	15.0	7.4	無	紅肉李(小)(去籽)	145	51	13.4	2.6	無
金黃奇異果(去皮)	100	57	15.0	1.4	低	黃肉李(去籽)	145	49	12.9	1.4	無
奇異果(去皮)	105	54	14.7	2.9	低	枇杷(去皮去籽)	155	57	15.2	1.4	無
紅龍果(白肉)(去皮)	110	54	13.7	1.8	無	甜柿平均值(去皮去蒂)	100	55	15.2	1.2	無

品名						品名					
紅龍果(紅肉)(去皮)	110	53	13.5	1.4	無	柿餅(去蒂)	30	53	15.7	3.8	無
北蕉平均值(去皮)	70	58	15.5	1.1	低	水蜜桃平均值(去籽)	145	53	14.1	2.4	低
榴槤(去皮去籽)	45	59	14.2	1.7	無	玫瑰桃(去籽)	145	70	18.6	2.5	低
鳳梨平均值(雜交種)(去皮)	110	56	15.0	1.2	中	西洋梨(青皮)(去皮去核)	105	61	17.3	2.8	低
釋迦(去皮去籽)	60	60	16.0	1.6	低	西洋梨(紅皮)(去皮去核)	105	52	14.6	1.9	低
桑葚(去蒂頭)	215	64	15.0	2.7	無	橫山梨(去皮去核)	120	52	14.8	2.2	低
草莓(去蒂頭)	160	57	14.8	2.8	低	豐水梨(去皮去核)	150	52	14.1	1.4	低
珍珠芭樂(去蒂去籽)	150	54	15.9	5.5	無	蜜棗(圓形)(去蒂去籽)	130	53	14.3	2.1	低
泰國芭樂(去蒂去籽)	160	54	15.5	4.8	低	紅棗(去蒂去籽)	25	54	14.9	1.9	無
紅心芭樂(去蒂去籽)	150	54	16.1	5.9	無	黑棗(去蒂去籽)	25	53	15.2	2.7	無
楊桃平均值(去籽)	170	51	14.0	2.1	無	青龍蘋果(去皮去核)	120	60	16.5	1.6	無
巨峰葡萄(去皮去籽)	85	54	14.1	0.2	低	美國五爪蘋果(去皮去核)	120	58	16.5	1.9	無
蓮霧平均值(粉紅色種)(去蒂去籽)	165	56	14.9	1.4	低	富士蘋果(帶皮去核)	130	55	15.5	2.2	低
西瓜平均值(紅肉小瓜)(去皮去籽)	180	58	14.5	0.6	高	櫻桃(去籽)	80	58	15.3	1.1	低
小玉西瓜(去皮去籽)	195	66	16.8	0.6	高	椪柑(去皮去籽)	150	57	15.1	2.2	低
太陽洋香瓜(去皮去籽)	215	69	16.8	0.2	無	茂谷柑(去皮去籽)	130	55	14.9	1.7	低
美濃瓜(去皮去籽)	165	60	14.5	0.8	無	海梨桶柑(去皮去籽)	130	53	14.3	2.6	低
甜瓜平均值(網紋洋香瓜)(去皮去籽)	150	54	14.0	0.9	無	文旦(取果肉)	180	57	15.2	2.3	高
土芒果(去皮去心)	110	58	15.2	1.1	低	白柚(去皮去籽)	165	59	15.8	2.0	無
愛文芒果(去皮去心)	150	61	16.5	1.3	低	香吉士(進口)(去皮去籽)	130	57	14.8	2.8	低
金煌芒果(去皮去心)	120	59	15.6	1.7	低	黃皮葡萄柚(進口)(去皮去籽)	165	60	15.9	1.8	低
荔枝平均值(去皮去籽)	100	64	16.5	0.8	無	檸檬汁平均值	200	61	14.1	0.4	無

水果的量怎麼估？

一份水果是以含有15公克碳水化合物來計算，一份水果約半碗的標準碗、香蕉約半根或芭蕉約1根、拳頭大小約為女生拳頭1粒，一天可以吃兩份水果，若要多吃，則需與其他醣類食物如全穀雜糧類、奶類替換。

營養師
小提醒

新鮮的水果經過加工製成乾燥果乾，因脫去水分，使得糖分較濃縮，須注意一小湯匙的果乾就可能相當於一顆新鮮水果的熱量及糖量。一顆新鮮水果擠壓成果汁，約100毫升，市售現打果汁還可能額外加糖，使得熱量及糖量容易超量，因此減醣飲食時，需注意盡量以新鮮水果為主，避免食用果乾及果汁。

奶類

根據國民健康署公布的「102～105年國民營養狀況變遷調查」，奶類為六大類食物中，攝取最不足的食物類別，有高達99.8%的人攝取不足。國人於嬰幼兒、兒童及青少年成長發育期，有較高的牛奶攝取量，而以19～64歲的成人最容易忽略奶類攝取，攝取量是所有年齡層中最少的。

奶類富含豐富的蛋白質、鈣質、維生素如維生素A、維生素D及維生素B_2；奶類是六大類食物中富含鈣質的食物，一杯（240毫升）的牛奶，約有240毫克的鈣質，研究指出足夠的鈣質，能促進體內脂肪氧化。

牛奶因為含有雙醣：乳糖，仍屬醣類食物，建議選擇沒有額外加糖的乳製品，且一天以一杯（240毫升）的飲用量為限，若要多喝，也要與醣類食物替換。有些人因為腸道沒有足夠的乳糖酶可以消化乳糖，未經消化的乳糖由腸道小腸進入大腸後，會發酵產氣，造成腹脹、腹瀉的狀況，若有乳糖不耐症者可以由少量的奶類或優酪乳、優格開始，或是選用市面上的無乳糖牛奶。

（表3 奶類醣量）

樣品名稱	一份的重量	熱量(kcal)	碳水化合物(g)	膳食纖維(g)	GI值
全脂鮮乳平均值	240	152	11.8	0.0	低
全脂奶粉	30	153	11.1	0.0	低
低脂鮮乳	240	104	12.0	0.0	低
部分脫脂奶粉平均值	25	105	11.4	0.0	低
脫脂強化鮮乳(鈣強化)	240	96	13.6	0.0	低
脫脂奶粉平均值	20	71	10.2	0.0	低

全脂、低脂或脫脂奶

減醣飲食時，全脂奶、低脂或脫脂奶，喝哪一種比較好？同樣一杯（240毫升）的全脂、低脂及脫脂牛奶，醣量相同，唯獨脂肪含量不同；建議減脂期仍以低脂肪的低脂鮮奶為主，且特別需注意選擇無額外添加糖為主，避免調味乳。每天僅能攝取一杯奶類。

保久乳或奶粉

相較於鮮奶，喝保久乳或奶粉，營養成分有差別嗎？其實保久乳及奶粉的營養價值不低於鮮奶，只有殺菌及加工製造的差異，營養成分沒有太大不同。保久乳經過無菌處理，所以可以延長在室溫下的保存期限，不需冷藏且方便攜帶，而非添加防腐劑。奶粉的製程為鮮奶經過乾燥脫水處理，成為粉狀，沖泡快速且保存時間較長，而營養成分與鮮奶相比，也無太大差別；因此保久乳、奶粉或鮮奶都可以獲得足量鈣質、蛋白質，可依個人需求做選擇。

營養師
小提醒

奶類中的調味牛乳、調味優酪乳及調味優格，含糖量較高，建議選擇奶製品時，多注意營養標示中的成分及糖量，若有額外添加的糖，可於成分中發現砂糖、蔗糖等字樣，盡量避免選擇這類的產品。甚至連標榜原味的奶製品，都有可能有額外添加糖的情形，一定要注意營養標示，選擇成分越單純越好，或是嘗試在家自製優格等。

蔬菜類

蔬菜含豐富的維生素、礦物質及膳食纖維，膳食纖維對減重的助益為可增加飽足感避免食物攝取過多、幫助腸道蠕動避免便祕、延緩血糖上升。近來研究更發現蔬菜中的植化素，具有抗癌效果，有助於降低癌症的發生率。根據102～105年國民營養狀況變遷調查，有86%的人蔬菜攝取不足。

許多人會覺得高麗菜、胡蘿蔔吃起來甜甜的，醣分量會不會很高？以一份蔬菜（100公克）來說，高麗菜碳水化合物有4.8公克，其中有1.1公克是膳食纖維，有3.7公克的醣，而胡蘿蔔則有6.3公克的醣。所以蔬菜的確含醣，一份蔬菜約有5克醣，但是膳食纖維值也很高，執行減醣時，仍需攝取足量。大家可運用以下的表格，若常吃的蔬菜醣量比較高，則可多搭配低醣量的蔬菜。

（表4）蔬菜類醣量

每一份樣品重量皆為100克生重

每一份樣品重量皆為100克生重

樣品名稱	熱量(kcal)	碳水化合物(g)	膳食纖維(g)	樣品名稱	熱量(kcal)	碳水化合物(g)	膳食纖維(g)
胡蘿蔔平均值	34	8.9	2.6	花椰菜	19	4.5	2.0
白蘿蔔平均值	16	3.9	1.1	青花菜	23	4.4	3.1
球莖甘藍	18	3.6	0.9	青花菜筍	27	5.1	3.0
烏殼綠竹筍	18	3.8	1.7	紫色花椰菜	33	7.6	3.9
茭白筍	16	4.0	2.1	金針菜	34	7.4	2.9
麻竹筍	17	3.7	2.0	絲瓜花	25	4.8	3.1
綠竹筍	22	4.7	1.7	冬瓜平均值	9	2.4	1.1
白蘆筍	22	4.9	1.8	胡瓜	13	2.9	0.5
綠蘆筍平均值	19	3.6	1.3	花胡瓜	11	2.4	1.3
嫩莖萵苣	14	3.1	1.2	苦瓜平均值	13	4.2	3.2
嫩薑	19	4.8	1.4	蛇瓜平均值	21	4.4	2.1
粉薑	23	6.1	2.7	絲瓜	17	3.9	1.0
老薑	47	11.7	3.2	蒲瓜平均值	15	4.0	1.3
大蒜	115	26.4	4.2	黃櫛瓜	13	2.7	0.9
青蒜	27	6.4	3.2	綠櫛瓜	11	1.8	0.9
蒜苗	47	12.0	3.3	茄子平均值	19	4.9	2.2
青蔥平均值	24	6.0	2.2	大番茄平均值(紅色系)	17	4.1	1.0
白洋蔥	40	10.0	1.3	大番茄平均值(綠色系)	20	5.0	1.0
紫洋蔥	29	7.3	1.5	甜椒平均值(青皮)	24	5.9	3.0
黃洋蔥	39	9.5	1.4	青辣椒平均值	27	6.9	3.3
紅蔥頭	70	16.4	2.5	紅辣椒平均值	59	16.4	11.4
韭菜花	21	4.6	1.8	苜蓿芽	17	2.5	1.8
韭菜	18	3.9	2.4	紫高麗芽	27	6.6	2.9
韭菜黃	13	2.9	1.7	黃豆芽	29	2.5	2.7
九層塔	21	4.4	3.4	黑豆芽	60	8.3	4.9
小麥苗	27	5.5	3.9	綠豆芽	21	4.1	1.3
水菜(日本種)	8	1.6	1.4	豌豆芽	20	2.5	2.5
甘藍平均值	21	4.8	1.1	山蘇菜	20	4.4	3.3
甘藍芽	29	5.4	2.1	玉米筍	26	5.8	2.6
甘藷葉	22	4.4	3.3	石蓮花	9	2.2	0.6
不結球白菜平均值	11	2.2	1.3	薄荷	41	10.9	7.5
蚵仔白菜	10	1.1	1.4	蘆薈	2	0.2	1.4
小白菜平均值	9	1.9	1.3	紫菜	212	47.9	29.0
油菜心	27	4.0	2.3	髮菜(乾)	275	69.5	14.6
油菜	9	1.6	1.6	海帶平均值	14	4.3	2.8
青江菜平均值	10	2.1	1.4	乾海帶	169	47.3	26.6

樣品名稱	熱量(kcal)	碳水化合物(g)	膳食纖維(g)	樣品名稱	熱量(kcal)	碳水化合物(g)	膳食纖維(g)
廣島野菜	4	0.3	2.1	裙帶菜	24	5.9	6.1
結球白菜平均值	15	2.9	0.9	鳳尾藻	142	41.2	43.1
翠玉白菜	17	2.8	1.2	洋菜(乾)	166	78.3	73.6
包心白菜	13	2.6	1.0	壽司海苔片	227	32.1	26.5
白菜芽	51	11.5	1.7	寒天脆藻	8	2.5	1.1
白鳳菜	21	4.8	3.3	木耳	24	8.8	7.4
紅鳳菜	18	3.5	2.6	乾木耳平均值	224	74.7	57.7
豆瓣菜	17	3.2	2.0	銀耳	12	4.8	5.1
明日菜	45	11.9	6.1	雪珍耳	31	10.6	7.2
芹菜平均值	13	3.1	1.4	乾銀耳	184	71.0	67.7
芥菜平均值	16	3.5	1.6	草菇	32	5.9	2.1
梅乾菜	81	20.8	12.8	松茸	33	5.9	1.4
榨菜	19	4.6	2.9	白精靈菇	31	6.9	2.5
酸菜	13	3.2	2.3	柳松菇	33	6.0	1.5
芥藍芽	23	4.5	1.9	乾柳松菇	234	53.5	27.3
芫荽	20	4.5	3.2	香菇平均值	31	7.6	3.8
香椿	88	19.4	5.9	乾香菇平均值	250	64.9	37.1
茴香	19	4.1	2.8	姬松茸	36	6.9	2.3
馬齒莧	13	1.9	0.4	秀珍菇	25	4.6	1.3
茼蒿	13	2.2	1.6	杏鮑菇平均值	35	8.3	3.1
白莧菜	13	2.6	2.4	珊瑚菇	29	5.2	1.7
紅莧菜	15	2.6	2.7	鮑魚菇平均值	20	4.4	1.9
野莧菜	33	4.9	4.3	蠔菇	20	4.8	3.1
紫蘇	54	11.9	8.8	鮑魚菇	21	4.0	0.7
菠菜	14	2.4	1.9	金針菇	33	7.2	2.3
不結球萵苣平均值	13	2.8	1.6	滑菇	24	4.7	1.4
奶油萵苣(日本種)	13	2.6	1.4	舞菇	27	5.8	0.3
紅葉萵苣(荷蘭種)	12	2.5	2.0	鴻喜菇	25	5.3	2.2
蘿美萵苣	11	2.3	1.4	美白菇	24	4.8	1.5
本島萵苣平均值	13	2.7	1.5	洋菇	23	3.8	1.3
結球萵苣	12	2.8	0.9	冷凍洋菇	31	4.3	3.9
豌豆苗	27	4.4	2.3	猴頭菇	26	5.9	2.3
龍葵	21	3.4	2.5	松茸白菇	32	5.3	3.1
蕹菜平均值	16	3.5	2.5	豌豆莢	34	7.1	3.2
水蕹菜	19	3.3	2.4	敏豆莢	26	5.3	2.0
蘿蔔葉	10	2.0	1.9				

多攝取五色蔬菜

不同顏色的蔬菜富含不同的植物化學物質，具有抗氧化、抗發炎的作用，依顏色可分為白色蔬菜如：白蘿蔔、洋蔥、白花椰菜，富含蘿蔔硫素、檞皮素、吲哚等。綠色蔬菜如：菠菜、地瓜葉、芥蘭菜等，富含芹菜素、葉黃素、玉米黃素。黃色蔬菜如：黃甜椒、胡蘿蔔等，富含胡蘿蔔素。紅色蔬菜如：大番茄、紅鳳菜、甜菜根等，富含番茄紅素、甜菜素。而黑色蔬菜如：茄子、黑木耳、海帶，富含花青菜、類黃酮素、褐藻素。

多攝取高纖蔬菜

木耳、紫菜、青花菜、菇類如香菇、杏鮑菇，屬於高膳食纖維的蔬菜，這些富含纖維值的蔬菜進入腸道後，會吸水膨脹，產生飽足感，具有低熱量、又能有吃飽的感覺，以達體重控制；而膳食纖維不能被腸道消化吸收，可發酵產生短鏈脂肪酸，為腸道益生菌的食物，可達到維持腸道菌叢健康的效果。

營養師
小提醒

外食如何提高蔬菜攝取量？
在門診時常遇到不少民眾反應外食很難吃足夠量的蔬菜，蔬菜量不足是許多外食族的困擾，長期下來容易導致便祕、痔瘡，甚至與大腸癌息息相關。以下提供外食能攝取到蔬菜的方法，❶選擇提供蔬菜的用餐地點：自助餐、素食餐廳、火鍋店、滷味店、鹽水雞店；❷額外加點青菜，如早餐店家可多加點生菜、麵攤店家可點燙青菜或青菜湯；❸多運用便利商店生菜沙拉、關東煮青菜；❹若外食難以取得蔬菜，可自備大番茄、小黃瓜，洗一洗即可生吃。

豆魚蛋肉類

豆魚蛋肉類主要提供蛋白質，包括植物性蛋白質：豆腐、豆干、豆包、豆漿、毛豆、黃豆、黑豆等，及動物性蛋白質：魚肉、雞肉、豬肉、牛肉、羊肉等，內臟類如豬肝、雞心、牛肚等也屬於肉類，不過膽固醇含量較高。豆魚蛋肉類依脂肪含量不同，分為低脂、中脂、高脂及超高脂，熱量分別為55、75、120、135大卡，減重時盡量以低脂及中脂為優先選擇，如：牛腩肉改為選擇牛腱肉、豬五花肉改為豬里肌肉、雞腳改為雞胸肉，都可降低油脂含量，減少卡路里。

加工肉或調理肉品等，如香腸、火腿、肉鬆，因為製作過程中添加著色劑、香料、調味劑等，除了高油脂，糖量也較高，需盡量避免。

分類	低脂	中脂	高脂	超高脂
食物	一般魚類、蛤蜊、牡蠣、花枝、豬大里肌（前後腿肉）、牛腱、雞里肌、雞胸肉、雞腿、牛肚、雞肝、豬肝、豬血、毛豆、黃豆、黑豆、無糖豆漿、豆包、麵腸、火腿、牛肉乾、豬肉乾	虱目魚、鮭魚、烏魚、肉鯽、虱目魚丸、花枝丸、魚肉鬆、豬肉鬆、豬大排、豬小排、雞翅、雞爪、豬肚、豬小腸、雞蛋、五香豆干、小方豆干、傳統豆腐、嫩豆腐	素雞、素魚、牛肉條、雞心、豬肉酥、秋刀魚、百頁豆腐、麵筋	豬蹄膀、梅花肉、牛腩、豬大腸、五花肉、熱狗、豬蹄膀

火腿、牛肉乾、豬肉乾、毛豆、黃豆、黑豆、虱目魚丸、花枝丸、魚肉鬆、豬肉鬆、豬肉酥，需額外再加上碳水化合物

（圖23豆魚蛋肉類油脂含量）

常聽到「減肥時不敢吃肉，吃肉會胖」。但是豆魚蛋肉類為三大營養素（醣類、蛋白質及脂肪）中，「食物生熱效應」最高者——意思是食物經過消化吸收後，所需用來消化、運送、代謝時消耗的熱量——比起醣類或油脂，代謝蛋白質食物需要消耗更多熱量才能供人體利用，所以增加蛋白質食物可提升產熱效應。

黃豆及黃豆製品

常吃聽到吃太多豆腐會導致痛風？現在有越來越多的研究發現，植物性蛋白質如黃豆製品，相較於動物性蛋白質如肉類、海鮮及啤酒，有較低的痛風風險，適量攝取豆腐是不會導致痛風的。

然而，吃豆腐是不是容易結石？豆腐用食用石膏硫酸鈣做為凝固劑，並非工業用的石膏，而豆腐富含植酸，可以避免腎結石形成；所以豆腐不是導致結石的主要原因，結石患者主要是因為體質、水分攝取不足等因素導致，所以可以放心適量的食用豆腐，與青菜類搭配一起食用更好。

雞蛋

一天可以吃幾顆雞蛋？一顆蛋黃的膽固醇約200～250毫克，至於蛋黃的膽固醇是否較高，在西元2015年美國飲食指南已經取消每日膽固醇300毫克的上限；許多研究發現，飲食中的飽和脂肪、反式脂肪更是造成心血管疾病的元兇。而雞蛋富含維生素A、鐵、葉黃素、葉酸及維生素B_{12}等，一般成人一天至少一顆蛋是沒問題的。

營養師
小提醒

素食者減重時該如何攝取到足夠的蛋白質？
素食飲食中常以蔬菜及澱粉類食物為主，蛋白質食物較容易缺乏。減醣飲食時需提高蛋白質食物的攝取，全素者可多以黃豆製品如豆腐、豆包及豆漿，或黑豆製品如黑豆腐、黑豆漿及毛豆當做蛋白質來源；而蛋奶素者，則多了雞蛋、奶製品如牛奶、優酪乳、優格、起司等可選擇。若吃太多豆製品，可能會有脹氣或腸胃不適的人，則需小心，建議分次食用！

油脂與堅果種子類

　　減醣飲食中，需提高油脂量，因此選用好油相當重要！油脂主要提供必需脂肪酸及脂溶性的維生素：維生素A及維生素E，依化學結構式的不同，可分為飽和脂肪、不飽和脂肪及反式脂肪。

　　慎選油脂：減少飽和脂肪、增加ω-9及ω-3不飽和油脂。

　　飽和脂肪：常見於動物性油脂中，如雞油、豬油、牛油；少部分植物油，如椰子油、棕櫚油也屬於飽和脂肪。飽和脂肪也常隱藏於容易忽略的食物，像肥肉、三層肉、梅花肉、蛋糕等糕點類；若食用過多的飽和脂肪容易上升壞膽固醇、三酸甘油脂，導致心血管疾病如中風、心肌梗塞等，需避免食用過量。

　　不飽和脂肪：可分為單元不飽和脂肪酸，如：ω-9脂肪酸，如橄欖油、苦茶油、酪梨油等；多元不飽和脂肪酸，如ω-3脂肪酸，如亞麻仁油、紫蘇油及魚油；ω-6脂肪酸，如葵花油、大豆油。其中以ω-9脂肪酸具有降低壞膽固醇的效果，ω-3脂肪酸有降低三酸甘油脂的功效。

油脂種類	不飽和脂肪			飽和脂肪	反式脂肪
	ω-3	ω-6	ω-9		
健康影響	改善發炎 清除血栓 降低三酸甘油脂	必需脂肪酸 容易發炎	降低壞膽固醇 增加好膽固醇 改善發炎	上升壞膽固醇	上升壞膽固醇 降低好膽固醇
發煙點	最不耐高溫	不耐高溫	耐高溫	耐高溫	耐高溫
食物來源	深海魚 亞麻仁籽油 堅果類	大部分植物油，葵花油、大豆油	橄欖油 苦茶油 酪梨油	大部分動物油 椰子油 棕櫚油	氫化植物油 人造奶油 植物酥油

（圖24脂肪分類）

　　由於現在飲食結構的改變，外食人口增加，常見的食用油脂，多半是ω-6脂肪酸如：大豆油、葵花油等，使得ω-6脂肪酸的攝取量遠大於ω-3脂肪酸，建議提高ω-3脂肪酸的攝取比例，每週可攝取3次富含ω-3脂肪酸的魚類：鯖魚、秋刀魚、鮭魚。

　　總結，選擇油脂時，須注意：減少飽和脂肪，多增加ω-9及ω-3不飽和油脂，才能遠離心血管疾病。

營養師
小提醒

油脂的「烹調溫度」有哪些注意事項呢？
除了注意選擇油脂的種類之外，也須注意油脂適合的烹調溫度，又稱做「發煙點」，指的是油脂開始冒煙時的最低溫度，每種油脂不同，建議烹調時以不超過發煙點為原則，以免油脂品質劣變，產生有害物質。發煙點越高的油，越適合拿來油炸。
適合油炸的油：芥花油。
適合煎、炒的油：初榨橄欖油、苦茶油（也可以用來油炸，但是相當浪費，會耗損多酚類）。
只能涼拌的油：亞麻仁籽油、紫蘇油。

營養師精選減醣食材

減醣飲食推薦的食材，可分為三大類：高纖維質或方便攜帶的蔬菜、價格便宜或富含好油脂的蛋白質、品質佳油脂，推薦大家多運用以下食材，加入減醣飲食中，有事半功倍的效果喔！

高纖維質：燕麥

燕麥，是未精製全穀雜糧類中膳食纖維量相當高的食材，每100公克的燕麥有8.5公克的膳食纖維，燕麥的麩皮中含有水溶性膳食纖維β-聚葡萄糖（β-glucan），已被證實可降低血膽固醇，以及含維生素B群、礦物質等，屬於低升糖指數食材。燕麥經過輾壓、烘烤後製成國人常吃的燕麥片，可分為傳統大燕麥片、即食燕麥片，兩者主要差在「加工程度」的不同；傳統大燕麥片的燕麥較完整大片，即食燕麥片的燕麥較細碎，隨著加工程度越高，GI值就越高，即食燕麥片的GI值就比傳統大燕麥片高；建議選擇越完整大片的傳統燕麥會比即食燕麥片來得好，血糖不容易快速上升。

市售有許多燕麥沖泡飲品，為了增加口感會額外添加糖做為調味，例如巧克力口味、焦糖或黑糖口味的沖泡式燕麥片；營養師提醒在選購時，需多加注意營養標示的成分及糖含量。

營養師
小提醒

燕麥仍屬醣類食物，在執行減醣飲食時，仍需控制食用分量，與醣類食物替換，1份的大燕麥片約3湯匙，相當於1／4碗飯，建議當正餐吃，取代精製澱粉，避免當點心吃反而使醣類攝取超量。

高纖維質：紅藜

紅藜，被譽為穀類紅寶石，屬於高膳食纖維質的穀類，100公克中有14公克的膳食纖維，有人體無法自行合成的必需胺基酸：離胺酸，及豐富礦物質：鐵、鈣、錳、鎂，且含有抗氧化物甜菜色素。

大腸癌為台灣發生率最高的癌症，根據台灣的動物實驗研究顯示，紅藜有助於提

升大腸的抗氧化力，可以降低大腸癌前期病變的產生。

攝取高纖維質食物時，記得搭配大量水分，因為纖維質會在腸道中吸收水分，使糞便變得乾硬，若水分攝取不足，反而會有便祕的情形，水分攝取量一般建議為體重的30倍。

高纖維質：黑木耳

　　黑木耳富含水溶性纖維、非水溶性纖維、多醣體，100公克的新鮮木耳有7.4公克的膳食纖維。木耳黏稠的膠質其實就是膳食纖維質，高膳食纖維的特性是可產生「飽足感」，能夠吃得飽又兼具低卡路里的優點，輕鬆達到體重控制效果。豐富的膳食纖維質，能清除體內「宿便」，促進腸道蠕動。

市售的黑木耳露大多有額外添加糖增加風味，選購時要多注意選擇無糖或糖量較低的產品，以免攝取過多的精製糖及卡路里。

高纖維質：海藻

　　海藻素有「海中的長壽菜」的美名，含有豐富的海藻膠，是水溶性膳食纖維，可以延長食物在腸道停留的時間，延緩葡萄糖的吸收，使血糖不會立即上升，有助於穩定血糖。大致可分為褐藻、紅藻、綠藻及藍藻，其中「褐藻」如：海帶、海蘊、裙帶菜，除了膳食纖維之外，也含有褐藻素。在一些細胞及動物實驗也指出，褐藻素可分解成為小分子的「褐藻糖膠」，可以抑制澱粉酵素，有助於穩定血糖。

超市賣的乾燥海帶芽（裙帶菜）為方便取得的褐藻，泡水後會吸水膨脹，可以涼拌、煮湯等，十分方便。而海藻類食物富含碘，碘是製造甲狀腺賀爾蒙的原料，甲狀腺亢進者需特別注意海帶、海藻、紫菜、海苔等的攝取。

方便攜帶 大番茄

大番茄屬於蔬菜類，平均一顆才25大卡，相較於屬於水果類的小番茄熱量低；曾經流行的吃番茄減肥法，指的是大番茄，而非糖分及熱量較高的小番茄！大番茄富含維生素C、茄紅素。若直接生吃可獲得較多的維生素C，煮熟搭配油脂則可攝取較多脂溶性的茄紅素。有動物研究指出，抗氧化物茄紅素，有助於降低脂肪細胞分泌的發炎激素。

營養師
小提醒

市售番茄汁鈉含量高，為新鮮番茄的50倍；鈉負責調節身體水分平衡，水分攝取不足、鈉又過多的情況下，可能使水分滯留，建議減肥者以攝取新鮮番茄為主。

便宜的好蛋白：雞蛋

雞蛋為優良蛋白質來源，其蛋白質利用率高，而且普林含量低，亦含有必需胺基酸、卵磷脂，為蛋白質食物中價格不高、且容易取得的食材。一顆雞蛋熱量為75大卡，屬於中脂肪含量的蛋白質，富有飽足感，可當做減脂時補充的點心，且飽和脂肪較低。減脂時的蛋料理建議以水煮蛋、煎蛋、蒸蛋為主，而歐姆蛋、西式炒蛋及玉子燒，因為使用多顆雞蛋，油脂及糖量較高，大幅提高熱量，較不適合減脂時食用。

營養師
小提醒

褐色蛋及白色蛋，主要與雞的品種有關，營養成分幾乎相同；而蛋黃顏色主要與雞飼料的成分有關，添加越多玉米、β-胡蘿蔔素或金盞花草，則蛋黃顏色越深。

便宜的好蛋白：豆腐

豆腐屬植物性蛋白質，具有無膽固醇、低脂肪、富含大豆蛋白及大豆異黃酮的特點。目前市面上有各種豆腐製品如芙蓉豆腐、杏仁豆腐及百頁豆腐等，需注意芙蓉豆腐與杏仁豆腐是完全不含黃豆的；芙蓉豆腐主要成分為雞蛋、柴魚汁、糖及鹽，杏仁豆腐是由杏仁、牛奶及糖製成。而百頁豆腐油脂比例甚至比黃豆蛋白還多，熱量加倍，容易使體重上升。

營養師
小提醒

同重量百頁豆腐的熱量為板豆腐的2～3倍，有豆腐界的五花肉之稱，建議選擇豆製品時盡量以加工較少的豆腐、豆漿、豆包及豆干為主。

方便攜帶好蛋白：毛豆

毛豆為低脂肪、零膽固醇、富含大豆蛋白及大豆異黃酮的植物性蛋白質，100公克的毛豆僅107大卡，熱量比同重量的黃豆及黑豆低，含有膳食纖維質，有助於增加飽足感及幫助排便，且富含多酚類山奈酚，在動物研究中發現可促進脂肪代謝、降低脂肪的累積及改善高血脂。

營養師
小提醒

毛豆、黃豆、黑豆屬於豆魚蛋肉類；青豆仁、皇帝豆、綠豆屬於全穀雜糧類，屬醣類食物；四季豆、長豆、豌豆莢則屬於蔬菜類。雖然名稱都有豆字，其實營養成分大不同，屬於全穀雜糧類的豆子，還是需算入醣類食物中！！

低脂富含單元不飽和脂肪：雞肉

雞肉為動物性蛋白質中脂肪及膽固醇含量較低的，且脂肪中的單元不飽和脂含量相較於其他肉類多，對血脂的調節較有助益。雞肉中建議可優先選擇雞胸、雞腿、雞里肌的部位，熱量含量相較於雞翅、雞腳低，而烏骨雞則是鐵質含量相較於一般肉雞高。

營養師
小提醒

雞肉因油脂少，口感較為乾澀，烹煮上可先沾蛋白鎖住肉汁再煎煮，或是以悶煮的方式，將雞肉煎煮後，再關火悶熟，避免乾柴。

富含ω-3好油脂的好蛋白：鮭魚

　　鮭魚為含有豐富油脂的魚類，雖然油脂含量多，然而是屬於不飽和的ω-3脂肪酸，每100公克的鮭魚有EPA 2064毫克、DHA 1614毫克，研究指出ω-3脂肪酸有助於抗發炎、遠離肥胖。

營養師
小提醒

> 煎鮭魚時可用不沾鍋，不用額外加油，以保留食材的好油脂；但要注意煎鮭魚時以中小火煎，避免大火油炸，以免油脂品質變質。

富含單元不飽和脂肪酸：初榨橄欖油

　　橄欖油為地中海飲食中不可缺少的食材，富含單元不飽和脂肪酸ω-9，具降低壞膽固醇、提升好膽固醇的特點；及含有橄欖多酚，具有抗氧化、保護心血管的效果。橄欖油的品質，可依製造方式區分，分為品質最佳的第一道壓榨的油，稱做特級初榨橄欖油（Extra Virgin olive oil），酸價低、多酚類含量較高；而品質較次等的為橄欖經由第二次壓榨而成的初榨橄欖油（Virgin olive oil）以及品質更差的純橄欖油（Pure olive oil），為二次壓榨的橄欖油渣經化學溶劑萃取而得。建議選擇品質最佳的特級初榨橄欖油（Extra Virgin olive oil），味道會有青草味，喝起來有辛辣及刺刺的感覺是因為有多酚類的緣故喔！

營養師
小提醒

> 特級初榨橄欖油的發煙點約為190～210度，並非只能涼拌，也適合煎、炒，也可以油炸，但會很浪費，最建議以水炒法，即是開火後加入少量的水再放入食材烹煮，最後再加入橄欖油。切記橄欖油的保存需避光，避免陽光直射，儲存於室溫，不用拿去冰箱冷藏，否則容易使油脂劣化。

富含維生素及礦物質的好油脂：堅果

　　堅果主要富含不飽和脂肪、維生素E、鎂及膳食纖維，研究認為適量的堅果能提

供飽足感、延緩血糖上升，有助於避免肥胖；但是須注意堅果熱量高，吃太多反而容易變胖，且常常越吃越順口而過量。為了避免一次食用過多，也可添加至料理或飲品中，且建議取代油脂分量，每日1份（約5～10粒）為限。

營養師
小提醒

選擇堅果盡量以天然原味為主，避免裹糖粉、油炸或加鹽，增加額外的熱量及鈉含量，使得體重不利控制喔！！

高纖維質：奇亞籽

奇亞籽屬油脂類，富含豐富的ω-3脂肪酸、膳食纖維、鈣及鎂，奇亞籽80％為非水溶性纖維，可幫助排便，而20％的水溶性纖維在腸道中會吸收水分膨脹，增加飽足感，可泡水、加入無糖茶或牛奶、優格等後飲用。

營養師
小提醒

奇亞籽富含大量膳食纖維質，需搭配充足的水分，仍屬於油脂類，熱量不低，建議每日攝取10～15公克（約1湯匙）即可。

3大減醣飲食計畫

想要調整體態與健康狀況的你，對減醣飲食的食物選擇有概念後，即可開始規劃進入減醣飲食，可依下列3階段飲食步驟，輕鬆開始嘗試減醣飲食囉！

第1階段：遠離精製糖、油炸物的危害

此一階段為調整心態，準備減重減脂、養成易瘦體質，可依個人狀況執行3～7天，日常生活可以開始執行以下原則：

增加飲水量： 水分占體重的50～70％，具有清除體內代謝廢物、參與生化反應、運送營養素等功用，檢視自己的飲水量夠不夠，若不喜歡喝沒有味道的水，可嘗試用檸檬切片或喝氣泡水，一天至少喝足2000～3000毫升的開水。

避免含糖飲料： 早餐店的奶茶、紅茶、薏仁漿等都會額外加糖，手搖飲料店的全糖有50公克的糖（10顆方糖）、少糖有35公克的糖（7顆方糖）、半糖有25公克的糖（5顆方糖），連微糖都有15公克的糖（3顆方糖）；許多人會問那是不是改為添加代糖的零卡可樂就可以了呢？其實養成不依賴糖做為口感上的慰藉，調整成健康生活型態更重要！

遠離甜點、零食： 蛋糕、甜麵包、餅乾等甜點零食，在製作過程中添加大量的糖，是肥胖的根源；喜歡甜點零食的人，也許看起來不胖，但體脂卻高得嚇人，俗稱泡芙族。想吃甜的食物時，建議改以1顆水果、或多與人分享、減少食用頻率，遠離精製甜食囉！！

遠離油炸物： 油炸物除了高卡路里之外，油脂品質較差、充滿反式脂肪與飽和脂肪，讓身體容易發炎、受過多自由基的傷害，容易老化、罹患代謝症候群，應盡量少吃或減少食用次數。

每天測量體重／體脂： 建議開始減重減脂的你，家裡一定要準備體重／體脂機，早晨起床空腹時測量，並記錄體重。若真的太忙，至少一星期固定測量一次，才能做為飲食及運動計畫是否正確執行的參考。

充足睡眠： 建議養成充足睡眠6～8小時，睡眠不足容易影響賀爾蒙；瘦體素及飢餓素的分泌，使得想吃東西的慾望上升。

每天排便：充足水分、多活動、吃足纖維質，可以避免便祕；尤其開始調整生活後，原本容易便祕的人，請注意排便是否變順暢囉！

第2階段：溫和瘦——增加蔬菜、蛋白質

此階段為剛進入燃脂期的階段，開始降低醣量，嘗試中度低醣飲食，增加蛋白質及油脂、逐漸減少醣類；不論外食或是家裡煮，都可以把握以下原則：

進食順序菜肉飯：確保每一餐都有青菜。從青菜開始吃，再來吃蛋白質，5分鐘之後再吃澱粉。青菜的膳食纖維及蛋白質與油脂類食物可延緩血糖上升，有足夠的飽足感才能減少澱粉；許多人嘗試這樣的進食順序，澱粉自然就減少了。

吃足蛋白質：蛋白質是最具飽足感的食物。分量要夠，我會建議吃大塊的雞腿、煎魚或豬里肌肉；太小、太細碎的肉，少了咀嚼的口感，飽足程度會比較少。須注意炸雞排、炸豬排的裹粉也是醣類，盡量選擇煎、滷或炒的烹調。

開始嘗試減少澱粉：可將每餐的澱粉減半，或是晚餐不吃澱粉，男生以一天1.5碗飯、女生1碗為限。

點心這樣吃，不挨餓：若肚子真的很餓時建議以100大卡左右的食物充飢。像一顆茶葉蛋、一小瓶鮮奶、一顆水果。

每天測量體重：持續保持監測體態的好習慣。注意皮帶、衣服的鬆緊度，有沒有越來越寬鬆，減重減脂目標不求快，若暫時沒有達到目標也不要氣餒，良好的生活型態仍有助於開啟代謝。

增加運動／日常活動：減重減脂飲食佔7成、運動佔3成。若能加上運動更好，開始嘗試有氧運動如：日常步行數10000步、簡單快走或飛輪30分鐘等。

嘗試休閒活動放鬆身心：保持愉悅的心情，從事有興趣的娛樂來放鬆身心。

第3階段：燃脂瘦——積極減醣、選擇低GI澱粉

此階段是積極減醣，將醣量再度降低的低醣時期，一定要學會正確的選擇合適的食物，增加青菜及蛋白質與油脂食物，才能吃得飽又能降低醣類食物的攝取。

不挨餓，增加蛋白質及好油脂：每天可再多2份蛋白質，相當於2顆蛋、1隻雞腿、1盒中華豆腐的量，每天可補充1小包堅果做為好的油脂來源。

持續保持多青菜：蔬菜盡量吃足各種顏色的蔬菜量。

持續減少澱粉：採漸進式減少澱粉，低醣飲食男生可至少一天8分碗飯，女生一天

半碗飯。

低GI澱粉：小條地瓜、燕麥片等，都是方便取得的高纖澱粉，盡量避免精製澱粉或高油的澱粉類，如：麵包、蛋糕、餅乾。

注意體態變化：測量體重／體脂有沒有達到自己原本訂立的目標，若遇停滯期，則檢視以上原則有沒有達成，持續保持增加青菜及蛋白質或是增加運動量，放輕鬆別擔心，持續一陣子，體重／體脂將會再往下降。

持續運動：建議持續增加運動的頻率與強度，建議每週3～5次的運動，除了有氧，能夠加上肌力如彈力帶、重訓等更佳，有助提升基礎代謝率。

偶爾朋友聚餐日：減重減脂期間，偶爾會遇到想要放鬆吃美食、聚餐的時候，建議適度保持跟朋友的聚餐，保持身心愉快，不要太過壓抑，也可避免暴飲暴食大吃，聚餐日的隔天再重新調整成減醣飲食即可。

參考資料：

Carbohydrates and endothelial function：is a low-carbohydrate diet or a low-glycemic index diet favourable for vascular health？

Calcium and Vitamin D in Obesity and Related Chronic Disease.

Intake of purine-rich foods, protein, and dairy products and relationship to serum levels of uric acid：the Third National Health and Nutrition Examination Survey.

Oxalate and phytate of soy foods.

Djulis （Chenopodium Formosanum） Prevents Colon Carcinogenesis via Regulating Antioxidative and Apoptotic Pathways in Rats.

Lycopene and tomato powder supplementation similarly inhibit high-fat diet induced obesity, inflammatory response, and associated metabolic disorders.

The anti-obesity and anti-diabetic effects of kaempferol glycosides from unripe soybean leaves in high-fat-diet mice.

Good Fats versus Bad Fats：A Comparison of Fatty Acids in the Promotion of Insulin Resistance, Inflammation, and Obesity.

Long-term associations of nut consumption with body weight and obesity.

Associations between Yogurt Consumption and Weight Gain and Risk of Obesity and Metabolic Syndrome：A Systematic Review.

衛福部食品成分資料庫

102～105年國民營養狀況變遷調查

食物代換速查輕圖典

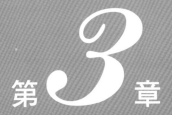

第 **3** 章

減醣飲食
新手入門篇

破解減醣飲食迷思

剛開始執行減醣飲食時，心中多少都會有疑問，「這個食物適合減醣時吃嗎？」「我這樣執行減醣飲食對嗎？」減醣飲食充滿著許多小細節，別擔心，許多人都有相同的問題，在此將Q＆A一一列出，只要跟著營養師一起學習，認識減醣飲食，你就會發現減醣飲食沒有想像中困難，請繼續朝向減醣之路邁進！

---

1. 減醣飲食適合小孩子、青少年、孕婦、哺乳期嗎？

不適合

　　減醣飲食適合想要瘦身的一般成年人，若處於成長發育階段、孕育及哺育胎兒營養的族群，因碳水化合物（醣類）提供身體成長發育、合成營養所需，這些族群的醣量需求較一般成年人來得多，不適合執行減醣飲食。

　　以下為不適合執行減醣飲食的族群：

　　兒童及青少年：生長發育快速，需要有足夠的熱量及營養素供給成長及活動所需，而醣類是供應身體體能活動所需的主要熱量來源。此階段醣類需求建議佔55～70%，建議要有足夠的碳水化合物來源。而根據102～105年國民營養狀況變遷調查，青少年是每日攝取甜飲料頻率最高的族群，過多的精製糖將導致肥胖，建議兒童及青少年宜避免精製糖、加工食物，多吃原形食物，因仍屬於成長發育期，不建議刻意減重，多注意食物選擇及增加活動量即可。

　　懷孕及哺乳期的媽媽：孕期的營養影響寶寶的成長，分為三個孕期，其中第二（4～6個月）及第三孕期（7個月至生產），因胎兒體重快速增加、器官持續發展，每日需增加300大卡，建議均衡高纖維質的飲食，不適合刻意降低醣量的減醣飲食，以免影響胎兒成長。產後的哺乳期，為媽媽補足體力與分泌母乳提供寶寶營養之時期，每日須增加500大卡，切勿為了刻意減重而不吃澱粉類，以免熱量過低，使乳汁不足及影響產後傷口復原，建議多選擇富含纖維質的全穀雜糧及新鮮的水果，以緩解便祕情形。

2. 糖尿病或肝腎等病患者適合低醣飲食嗎？

需配合醫療專業人員的建議

糖尿病

　　2013年，美國糖尿病衛教已取消糖尿病人一天需要至少130公克醣類的限制；且於2019年提出，對於第二型糖尿病患者而言，低醣飲食能控制血糖、改善血脂肪，以及減少降血糖藥物的使用長達1年，但還需要更多的研究。而2020年研究顯示，低醣飲食為未達血糖控制目標的第二型糖尿病患者的首選飲食方式，因此有興趣執行低醣飲食者，可在醫療人員的協助之下，建立個人化的菜單。其中也提到使用降血糖藥物SGLT2抑制劑者，由於有酮酸中毒的風險，需要多加留意。

　　若有低血糖風險、使用胰島素或降血糖藥物（如SU或SGLT2抑制劑等）者，嘗試低醣飲食前，為了預防低血糖的發生，仍需配合醫療專業人員的建議。而第一型糖尿病患者則需要更多研究。

肝腎疾病

　　當有某些肝腎臟疾病時，需要適度限制蛋白質食物量，以免加重肝腎疾病病情。如肝硬化患者，若攝取過量的蛋白質也容易產生肝昏迷，因為過量的蛋白質會被腸道細菌分解代謝成氨，過多的氨無法經肝臟分解會導致肝昏迷。

　　而腎臟為代謝蛋白質產生的肌酸酐、尿素氮等含氮廢物的器官，因此過量的蛋白質食物，如飲食偏向大魚大肉者，正常情形下腎臟可代謝這些含氮廢物；但是當有腎臟疾病產生時，如慢性腎臟病等，為了避免加重腎臟負擔，需要限制蛋白質食物如豆魚蛋肉類的攝取。

　　減醣飲食中會拉高蛋白質食物量的比例，因此肝腎疾病患者，切勿自行嘗試減糖飲食，必須由專業醫療人員評估。

參考文獻

2020 American Diabetes Association（ADA）Guidelines Update

2021 American Diabetes Association（ADA）Guidelines Update

3. 減醣飲食吃不飽，怎麼辦？

三步驟檢視自己的飲食

當血糖下降時就會開始產生飢餓感，減醣飲食藉由增加青菜、蛋白質及油脂食物的量，是可以吃到飽、不需挨餓的飲食。青菜有豐富的膳食纖維，可增加飽足感及延緩血糖上升的速度，蛋白質食物可以刺激升糖素類似胜肽（Glucagon-like peptide 1；以下稱GLP-1）分泌，GLP-1是一種腸道賀爾蒙，可抑制胃排空，延緩飯後血糖上升，促進下視丘產生飽足感；而油脂食物消化慢，可延緩胃排空的速度，延長飽足感。

減醣飲食將精製澱粉換成高纖維的澱粉，可延緩血糖上升，避免血糖快速下降產生飢餓感；例如攝取精製澱粉白粥，因為質地糊化好消化吸收，容易快速上升血糖，也快速下降血糖，若沒有搭配其他食物，有可能餐後沒多久就產生飢餓感。因此減醣飲食強調需注意澱粉的種類，選擇高纖維質的全穀雜糧類，如五穀飯、燕麥等，富含膳食纖維，可以延緩血糖上升及下降的速度。

執行減醣飲食時，若有吃不飽的情形，第一步先檢視青菜、蛋白質及油脂食物量足不足夠，食物分量可參考上一篇的中度低醣及低醣飲食設計，第二步想想自己平時的進食順序，記得先吃青菜及蛋白質，最後再吃澱粉，搭配細細咀嚼、放慢進食速度，這些方法皆有助於增加飽足感喔！

4. 肚子餓時怎麼辦？黑巧克力、蒟蒻或寒天可以吃嗎？

可以適量食用！！
請選擇無糖、添加物較少的食物

執行減醣難免遇到肚子餓的情形，決定要不要吃這些食物前，先來認識以下的食物成分吧！

黑巧克力：巧克力由可可豆加工而成，主要成分含有豐富的油脂，因此屬高熱量食物；且富含可可多酚、鐵、鎂、鉀及維生素C，依添加糖的比例分為70％～100％不等的巧克力。以70％的巧克力為例，含有30％的糖及70％的黑巧克力，數字越大則油脂含量越多、含糖量越少，因此建議大家選擇100％的黑巧克力；但即使是100％的黑巧克力仍屬於高油脂、高熱量食物，仍需要適量食用。

蒟蒻：又稱為魔芋，為一種塊莖狀草本植物，主要成分為豐富的水溶性纖維，吸水後膨脹具有飽足感；只有一點點蛋白質、很少的脂肪及澱粉，因此熱量很低，屬於植物性食品，常用於素食加工品，市售也常看到蒟蒻干、蒟蒻麵、蒟蒻凍等製品。選擇時需注意額外添加的調味料：如糖、鹽等是否過量。蒟蒻不好消化，腸胃功能不佳者需特別注意。

寒天或洋菜：寒天亦稱做洋菜或台灣俗稱的菜燕，為海藻中萃取出來的物質，主要成分為膳食纖維，每100公克中，有73.6公克的膳食纖維。市售常看到條狀、塊狀、粉狀等不同型態的洋菜，除了做成果凍、茶凍等，需注意額外的含糖量。寒天也可以做成鹹的料理，可多搭配多樣化的食材，如青菜、豆魚蛋肉類等不同食材，以增加營養均衡性。

所以100％黑巧克力、蒟蒻或寒天製品皆可食用，只是需適量，盡量選擇天然原味、少調味的製品。不過因為富含纖維質，所以腸胃消化功能不佳者，需特別注意消化狀況喔！

5. 市售無糖餅乾、無糖燕麥可以吃嗎？

可以適量食用！！
無糖餅乾、無糖燕麥仍屬醣類食物

　　市售標榜「無糖」的商品很吸引人，依據我國食品安全國家標準預包裝食品營養標籤通則，如果宣稱無糖，需符合100公克或100毫升的該食品糖含量不超過0.5公克，需要說明的是這邊的糖指的是葡萄糖、半乳糖、果糖、蔗糖、乳糖、麥芽糖等所有單糖、雙糖的總值，也就是我們平時所說的精製糖含量，不代表沒有澱粉等多醣類。

　　餅乾的製作原料除了糖以外，還有麵粉、奶油，麵粉本身就是一種醣類；無糖燕麥聽起來很健康，但燕麥本身就是屬於全穀雜糧類，仍是醣類食物，吃多了仍有卡路里及使上升血糖。因此無糖餅乾、無糖燕麥即使沒有添加糖，仍屬於醣類食物，仍需注意營養標示中的碳水化合物（醣）含量，仍需計算醣量；15公克的碳水化合物等於1份的醣類食物，建議如果當點心食用，不要超過15公克的醣，且需減少正餐其他醣類食物的量喔！！

營養標示 Nutrition Facts

每一份量25公克
本包裝含1份

	每份	每100公克
熱量	130大卡	520大卡
蛋白質	1.7公克	6.8公克
脂肪	6.6公克	26.4公克
飽和脂肪	4.0公克	16.0公克
反式脂肪	0公克	0公克
碳水化合物	15.9公克	63.6公克
糖	0公克	0公克
鈉	93毫克	372毫克

本包裝1份的無糖餅乾裡雖然糖含量0克，但碳水化合物(醣)仍有15.9公克

（圖1）無糖餅乾營養標示

6. 市售蔬果汁、健康果醋，可取代新鮮蔬果？

不可以！！ 蔬果汁、健康果醋含糖量高

　　市面上有許多飲品，如水果醋，標榜健康、含有蔬果成分、能滿足一日蔬菜量，這些飲品真的像廣告中說的那麼健康嗎？其實大部分市售的蔬果汁屬濃縮還原果汁，真正的蔬果比例相當少，只占5～25％，大部分都是糖及水。而且在加工製作過程，許多的營養素，像維生素C，都被破壞掉了；即使是標榜100％的蔬果汁，也只剩下熱量，平均每100毫升約有40～50大卡。每天喝一瓶400毫升的蔬果汁，就攝取了將近一碗飯的熱量，相當於一天攝取新鮮5蔬果，3份蔬菜及2份水果的熱量，但是飽足感、營養密度卻是大打折扣。

　　醋有幫助消化、降低飯後血糖的功用。而水果醋的製程為水果經過兩階段發酵：第一次為加入酵母菌，以酒精發酵，將原料中的糖轉化為酒精；第二次為加入醋酸菌，進行醋酸發酵，讓酒酸化來獲得醋。最後的成品——水果醋——仍會進行過濾、加糖，使得水果醋的熱量，平均100毫升約有30～40大卡，一瓶300毫升的果醋也有相當於2顆水果的熱量，需小心含糖量及熱量。建議仍以新鮮水果為主，才可攝取到更多的維生素及礦物質。

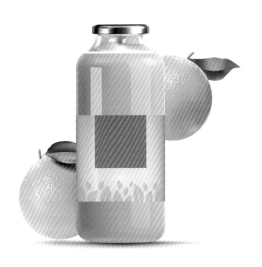

7. 糙米或五穀的醣量比白米低，所以可以吃比較多？

不可以！！白米與糙米及五穀米的醣量相同

　　糙米及五穀米所含的膳食纖維質較高，100公克有4.0公克及4.9公克的膳食纖維，屬於中低升糖指數的穀類，而白米100公克僅有0.7公克的膳食纖維，屬於高升糖指數的穀類，所以許多人會認為糙米或五穀米較健康、不容易上升血糖，可以吃的比較多。

　　然而仔細看看醣分的量，糙米及五穀米100公克有75.1公克及72.9公克，而白米100公克有77.8公克，因此就含醣（碳水化合物）量來說，一份醣（15公克）的糙米及五穀米與白飯相同，都為1/4碗飯，糙米及五穀米與白米是差不多的。雖然含醣量相近，但建議多選擇中低升糖指數的糙米及五穀米，替換白米。以中度低醣的全穀雜糧分量來舉例：男生一天可吃1.5碗飯（240公克）、女生則為1碗飯（160公克）的量。

樣品名稱	一份主食份量(g)	熱量(kcal)	水分(g)	粗蛋白(g)	粗脂肪(g)	飽和脂肪(g)	灰分(g)	碳水化合物(g)	膳食纖維(g)
糙粳米（糙米）	20	70.8	2.6	1.6	0.5	0.1	0.2	15.0	0.8
五穀米	20	69.6	2.9	1.7	0.6	0.2	0.3	14.6	1.0
粳米（白米）	20	70.5	2.8	1.4	0.1	0.0	0.1	15.6	0.1

樣品名稱	碳水化合物(g)	膳食纖維(g)	鈉(mg)	鉀(mg)	鈣(mg)	鎂(mg)	鐵(mg)	鋅(mg)	磷(mg)
糙粳米（糙米）	15.0	0.8	0.6	44.3	2.1	21.4	0.3	0.4	52.3
五穀米	14.6	1.0	0.4	52.3	3.8	23.4	0.3	0.4	69.5
粳米（白米）	15.6	0.1	0.4	15.9	1.0	4.0	0.1	0.3	16.2

（圖2）糙米、五穀米、白米一份醣的營養比較

8. 執行減醣飲食時如何選擇調味料與烹調方式？

執行減醣飲食時若能在家自行烹調，選擇自己喜歡、含糖量較低的調味料，當然更好，但對忙碌的上班族而言，餐餐自己煮著實困難。不過沒關係，外食也可以選擇減醣的烹調方式；注意料理的調味方式，也能輕鬆減醣！

居家烹調 調味料篇

1. 選擇減醣調味料：可至衛福部網站的「食品成分資料庫」，查詢自己常用的調味料是否有糖。常見的調味料，如醬油、甜麵醬、甜辣醬、番茄醬、糖醋醬、烤肉醬等，仍含有少量糖，建議大家參考營養標示，酌量食用。

樣品 (每100g)	內容物描述	熱量 (kcal)	總碳水 化合物(g)	膳食纖維 (g)
醬油	醬油,混合均勻(黃豆,小麥,鹽,糖,調味料等)	90	14.7	0.0
醬油膏	醬油膏,混合均勻(黃豆,小麥,鹽,糖,澱粉,米等)	103	19.0	0.0
烤肉醬	混合均勻(黃豆,小麥,澱粉,芝麻,醬油,辣椒醬,醋,鹽,糖,香辛料等)	155	32.1	0.7
甜辣醬	混合均勻(番茄,辣椒,糖,鹽,香菇汁等)	115	28.1	0.6
甜麵醬	混合均勻(黃豆,鹽,糖,麵粉,米,香辛料等)	212	44.0	1.7
麻婆醬	混合均勻(豆瓣,味噌,辣椒,薑,澱粉,香油,糖等)	185	23.1	2.6
番茄醬	混合均勻(番茄,醋,糖,鹽,香辛料等)	111	26.7	1.4
糖醋醬	混合均勻(糖,番茄,蒜頭,鹽,香油,醋,澱粉,調味料,香辛料等)	129	25.1	0.7

（圖 3 ）調味料醣量表

大家可多運用以下減醣調味料：海鹽、玫瑰鹽、香料鹽、松露鹽、黑胡椒粒、胡椒粉，及各式辛香料：迷迭香、百里香、孜然粉、紅椒粉等，這些調味料含糖量低，且香氣撲鼻，可以大大增加料理的美味程度喔！

原調味料	可替換的減醣調味料
甜麵醬、甜辣醬	以**水果**入菜或新鮮**辣椒**
醬油、烤肉醬	**各種鹽**或**辛香料**如：迷迭香、百里香、孜然粉、紅椒粉等
番茄醬、糖醋醬	以新鮮大番茄製作，減少添加糖量

2. 自製新鮮醬料：以新鮮食材自製低糖調味料，少了過多的添加物及糖，更天然健康，在家時不妨試試看以下這幾款低糖醬料：

油蔥醬

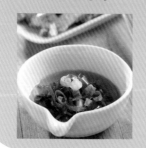

材料：

青蔥100公克、大蒜30公克、植物油100公克、芝麻香油1大匙、鹽、胡椒粉

作法：

1. 將青蔥切成蔥花、大蒜切成末
2. 以植物油熱鍋，倒入蒜末，油滾後加熱起泡，即可熄火，加入蔥花以餘溫加熱
3. 加入鹽及胡椒粉，使用餘溫拌炒，最後加入芝麻香油即可

番茄莎莎醬

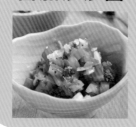

材料：

大番茄150公克、洋蔥80公克、紅辣椒10公克、植物油30公克、鹽、黑胡椒粒、檸檬汁1 湯匙

作法：

1. 將大番茄及洋蔥切成丁
2. 辣椒切成末
3. 將大番茄、洋蔥丁及辣椒末加入植物油及黑胡椒粒、鹽、檸檬汁拌勻即可

芝麻醬

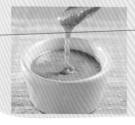

材料：

白芝麻200公克、植物油100公克、鹽、果汁機

作法：

1. 炒鍋開小火熱鍋後放入白芝麻，持續翻炒10-15分鐘至有香氣
2. 將炒香的芝麻、植物油放入果汁機，加入鹽調味攪打均勻即可

外食族 烹調方式篇

1. 盡量原味、少醬料及裹粉：外食時可詢問店家烹調方式，有無加糖或勾芡；若有油炸物，如炸雞腿、炸排骨、炸豬排、天婦羅等，因麵衣較厚增加澱粉，可換成烤雞腿、白斬雞、煎豬排或滷肉等。

2. 選擇減醣烹調方式：外食時若看到以下這幾種烹調方式：糖醋、蜜汁、照燒、茄汁、醋溜、燴、羹等，通常會額外加糖或澱粉，建議替換成以下減醣烹調方法：

原烹調方式	可替換的烹調方式
醣醋、醋溜、蜜汁	淡滷、清炒
三杯、照燒	淡滷、香料烤
燴	清炒、涼拌
羹湯、濃湯	清湯

（圖6 烹調方式的減醣替代方法）

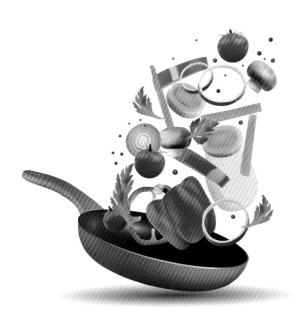

9. 不小心吃太多，爆醣了怎麼辦？

與朋友聚餐、出國旅遊、連假節慶、尾牙春酒等場合，餐桌上免不了吃美食佳餚，可以偶爾適時的放鬆，享受美食，以免過度忍耐後造成反彈性的暴食。若實在是吃太多，可以從以下三個方向開始著手，重新調整喔！

1. 調整心態： 減脂不求快，需有耐心，短時間內的體重起伏不必太在意。許多人往往在意每天的體重變化，正確的方式需以「週」為單位；或是長時間的飲食不規律的話，可以拉長時間，以「月」為單位，給身體一段時間調整，重新建立起健康的生活習慣。因此即使爆醣了，仍告訴自己，暫時的爆醣不會讓減脂失敗，只要有耐心，重新持續減醣飲食，仍可達目標。

2. 增加活動量： 滿足口腹之慾後，以多吃則多動的方式，讓多餘的卡路里燃燒消耗，就不會過度累積成體脂肪囉！選擇自己平常喜歡的運動，或是沒有運動習慣的人，開始嘗試快走、騎腳踏車、假日規劃爬山或旅遊等，都可以燃燒卡路里、幫助減少脂肪累積。

3. 重新擬定減醣計畫： 減醣飲食是很彈性的方式，建議適時規劃放鬆日，一週維持一次美食聚餐日，聚餐爆醣的隔天可依個人的狀況，將原本碳水化合物的量再減半或是1～2餐不吃碳水化合物，記得吃足量蔬菜及蛋白質，讓身體重新找回減醣飲食的模式。

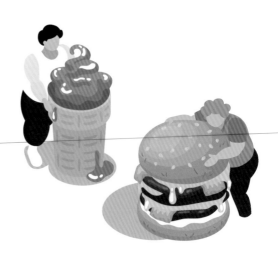

10 吃肉會上升膽固醇，減脂時須盡量不吃肉？

錯！！挑選瘦肉及避免油炸即可

　　許多人認為肉類是造成高膽固醇的原因，不敢多吃，其實只要注意食材部位，挑選瘦的肉、烹調方式避免油炸，就可以避免膽固醇上升。要評估食物對體內膽固醇的影響，就必須計算「膽固醇飽和脂肪酸指數」（Cholesterol Saturated Fat Index；CSI），若食物含有的「飽和脂肪」及「膽固醇」量越多，CSI值越高，越容易上升膽固醇。

CSI指數的計算，通常會以100公克食物中的「膽固醇」及「飽和脂肪」的量來計算，公式如下:

CSI=1.1X飽和脂肪的量(公克)+0.05X膽固醇的量(毫克)

（圖7） CSI計算方法

注意挑選食材部位

植物性的食物，如全穀雜糧、豆類、蔬果等，幾乎不含飽和脂肪及膽固醇，CSI值都很低。而家畜的瘦肉（或去皮的肉）如里肌肉、腱子肉，或家禽肉如雞腿、雞胸，還有魚肉等，相較於高脂的五花肉、香腸、牛腩肉等，CSI值也較低。

綠燈區

- 全穀雜糧：燕麥、地瓜、五穀飯等
- 蔬菜類
- 黃豆製品
- 瘦的（去皮）家畜、家禽肉類、魚、蛤蜊、牡蠣等海鮮
- 植物性油脂：橄欖油、苦茶油等（棕櫚油、椰子油、乳瑪琳）除外
- 堅果類

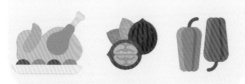

紅燈區

- 高脂肉：五花肉、梅花肉、豬腳、培根、香腸、牛腩
- 動物性油脂：豬油、牛油
- 炸物：炸雞、炸薯條
- 酥皮點心：麵包、蛋糕、月餅
- 內臟卵黃類：豬肝、雞心、魚卵、蝦膏、蟹膏

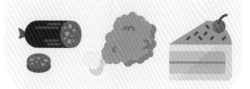

（圖8）　CSI紅綠燈

注意烹調方式

肉類若以油炸的方式烹調，因為使用大量油脂，容易提升膽固醇；若以少量油用炒、煎的方式，則較不易增加膽固醇。若外食有炸雞、炸豬排等，可將油炸外皮剝掉，減少食入過多油脂。

11. 油脂是肥胖的根源，減醣時應該盡量不碰油脂？

錯！好油脂能提供飽足感、必需脂肪酸，降低心血管疾病風險、抗發炎

　　油脂1公克能提供9大卡熱量，是三大營養素中含量最高，因此常被認為是導致肥胖的原因。而減脂時完全不吃油脂，將導致便祕、皮膚粗糙或乾燥、缺乏脂溶性維生素等情形。在執行減醣飲食時，更需要有足夠的油脂，以提供飽足感、提供必需脂肪酸，所以此時更不適合完全沒有油脂的水煮餐。少了油脂將使減醣飲食不易執行，更需注意的是油脂的品質；建議大家多選擇ω-9單元不飽和脂肪及富含ω-3多元不飽和脂肪的魚肉，就不必擔心增加油脂，影響健康，反而可降低罹患高血脂、心血管疾病的風險。

　　居家烹調用油可選擇富含單元不飽和脂肪的橄欖油或苦茶油，用來炒菜或煎肉等；而常見於料理中的酪梨，其實是屬油脂類，非水果，而且富含單元不飽和脂肪，也是好的油脂的來源。

　　魚肉可選擇鯖魚、秋刀魚及鮭魚，這三種魚為富含ω-3多元不飽和脂肪的前三名，魚油主要成分為EPA及DHA，具有抗發炎、降血脂的功用，建議一週可食用三次以上，就已足夠魚油的攝取量。

12. 外食族很難執行減醣飲食？

現代人工作忙碌，常常有機會外食，許多人擔心外食美食看似美味卻有著「高油」、「高鹽」、「高糖」、「高熱量」的陷阱，不利於執行減醣飲食。然而外食看似地雷重重，只要跟著營養師規劃的外食族減醣飲食計畫，外食仍可以趨吉避凶，享受美食，吃得飽、健康少負擔。

1.慎選用餐地點：外食地點的選擇以餐點種類多樣化、均衡為原則，例如：有供應燙青菜或青菜湯、非油炸的瘦肉或滷豆干等，盡量避免餐點選擇只有大量澱粉的店家，如炒飯、燴飯或羹麵；另外也需注意餐點供應的形式，是吃到飽或單點或套餐式，盡量以小分量的單點為主，才不會不小心就吃過量了。

2.注意菜單陷阱：注意菜色的烹調方式，是否有油炸物、糖醋、蜜汁、焗烤、勾芡？這些烹調方式將會增加醣量，可詢問店家調理的方式，也需注意供應的分量大小，是小碗或大碗；以澱粉類為主的餐點盡量選擇小碗，再搭配其他炒青菜、瘦肉或豆腐等。

3.運用營養標示：便利商店、超市大部分的商品都有營養標示。營養標示對於外食族來說是非常方便得知食物醣量的方式。閱讀營養標示時，首先需以標示中的碳水化合物計算醣量而非糖，因為碳水化合物已經包含糖在內了；再來需要注意本包裝含多少分量，計算整包醣量時需乘上共有多少分量，才是全部的醣量喔！

營養標示 Nutrition Facts		
每一份量25公克		
本包裝含2份		
	每份	每100公克
熱量	130大卡	520大卡
蛋白質	1.7公克	6.8公克
脂肪	6.6公克	26.4公克
飽和脂肪	4.0公克	
反式脂肪	0公克	
碳水化合物	15.9公克	
糖	0公克	
鈉	93毫克	372毫克

本包裝總共有2份，所以碳水化合物(醣)有15.9x2=31.8公克

（圖9）營養標示醣量計算方法

13. 不甜的水果、檸檬汁可以盡量吃？

不可以，仍須計算醣量

　　許多人會認為水果口感上有分甜與不甜，只要不甜的水果醣量應該比較少，可以多吃；但是口感的甜度與實際的醣量不能劃上等號，即使是比較不甜的水果，如芭樂、葡萄柚、檸檬等仍有醣分，需適量食用。一份（15公克碳水化合物）芭樂約1/3粒（可食量160公克）、柳丁1粒（可食量130公克）約為半碗水果的量或檸檬汁約200毫升。

　　相對的，即使是很甜的水果，如荔枝、龍眼、芒果、釋迦等，只要注意食用量，仍可以安心食用。一份（15公克碳水化合物）荔枝約9粒（可食量100公克）、龍眼約13粒（可食量90公克）、芒果約1.5片（可食量150公克）、釋迦約半粒（可食量60公克），即等於半碗。

　　所以水果的種類沒有限制，不論甜與不甜都可以吃，但是須注意醣量（食用量），一天的水果量建議可以吃足2份等於1碗的量，以獲得足夠維生素及礦物質，讓減重減脂時，仍維持好氣色。

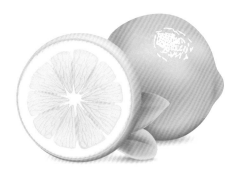

14. 容易混淆的醣類食物

執行減醣飲食時，許多人會困惑究竟哪些食物有醣分呢？在六大類食物中，全穀雜糧類、水果類及奶類是屬於醣類食物，學習正確認識食物的分類後，才不會不小心落入醣類食物的陷阱喔！以下歸列出容易混淆的食物種類：

全穀雜糧類：皇帝豆、鷹嘴豆、紅豆、綠豆、豌豆仁、荸薺、蠶豆、菱角、栗子、蓮子、蓮藕、薏仁、馬鈴薯、山藥、芋頭、南瓜、玉米、地瓜、豬血糕、年糕、甜不辣、蘿蔔糕、米粉、冬粉、燕麥、藜麥、穀粉、小米、黑米、糙米、湯圓、麻糬。

水果類：枸杞、紅棗、黑棗、椰子、柿餅、桑葚、小番茄。

奶類：起司、乳酪、冰淇淋。

豆魚蛋肉類：毛豆、黃豆、黑豆、麵筋、麵腸、麵丸、烤麩、素雞、魚丸。

蔬菜類：長豆、四季豆、甜豌豆、牛蒡（屬於糖分高的蔬菜）、玉米筍、大番茄。

油脂與堅果種子類：花生（土豆）、酪梨、葵瓜子、椰奶、椰漿、杏仁、沙拉醬、蛋黃醬。

六大類食物的分類，是依據富含的三大營養素：碳水化合物（醣）、蛋白質及脂肪做區分，即使是有相同的食物名稱，像是小番茄及大番茄或玉米及玉米筍，因富含的營養素成分不同，食物分類上也會不同。

15. 使用減糖電子鍋能降低白飯的醣量？

錯！目前沒有證據證實 減糖電子鍋可有效降低醣量

前陣子相當熱門的話題莫過於「減糖蒸氣電子鍋」的上市，標榜能減糖33％，廣告中提及機器採用獨特的蒸煮方式，使米飯的糖分能釋出，讓控糖族、減重族能安心大口吃飯。然而廠商對於此款機器的減糖原理的說明，讓許多專家難以信服，對於此產品是否真的能減糖，大有疑慮。

廠商宣稱能減「糖」，然而米飯的澱粉結構主要為多醣類的澱粉，即是醣類，並非單或雙糖的糖，因此文字上宣稱的減「糖」並非減「醣」，不能代表白米經過烹煮後，能減少主要的醣類：澱粉。而且米飯在烹煮過程，主要為化學結構式的改變，並不會使醣分轉換成為糖，因此廠商標榜能溶出來的糖，主要是米飯裡微量的糖分。

曾經有病友真的相信市面這款減糖電子鍋的功效，以為是控糖神器，興沖沖的與大家分享；因此，需要特別澄清，這款減糖電子鍋並非真正能減少米飯的醣分，烹煮出的米飯仍與一般米飯一樣，醣份不會因此減少，仍然不能食用過量喔！

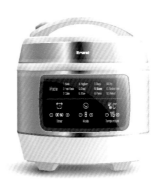

16. 保健食品：白腎豆可以有效抑制澱粉吸收，以達減醣的效果？

白腎豆只能輔助，不能做為主要減少醣分吸收的方式

市面上充斥相當多的減重保健食品，不外乎標榜快速顯著的減重成效、明星藝人代言、分享使用見證等；神奇的功效，令許多人心動想要嘗試。然而這些保健食品真的有效嗎？會不會有什麼副作用呢？

減重保健可分為四大類：抑制碳水化合物或脂肪吸收、增加新陳代謝率、增加飽足感、抑制食慾及改變身體營養素狀況如抗氧化、腸道菌相等的作用方式；而白腎豆屬於可抑制碳水化合物吸收的種類。

白腎豆（英文名white kidney bean，學名Phaseolus vulgaris），因為外觀呈現白色，其豆子形狀類似腎臟而得名。科學家發現白腎豆具有抑制 α-澱粉酵素的能力，α-澱粉酵素為人體分解碳水化合物成葡萄糖的酵素，因此推測白腎豆能延緩在腸道中對於碳水化合物的吸收。

目前對於白腎豆是否能有效減重的研究，持正反兩極不同的看法，在一篇隨機、雙盲、安慰劑控制試驗中，受試者共124位，年齡介於18～60歲、體重過重及肥胖者（BMI：25～35 kg/m2），將熱量攝取每日減少500大卡，分為白腎豆組及安慰劑組；白腎豆組三餐服用1000毫克的白腎豆萃取物，24週後發現白腎豆組體重平均減少2.91公斤，而安慰劑組平均減少0.92公斤，而且體脂肪、腰圍皆有顯著改善。

不過在另一篇研究中，39位肥胖的成年人（BMI：30～43 kg/m2），分成每天兩餐補充1500毫克的白腎豆或安慰劑組，8週後兩組並沒有顯著差別。

因此，從飲食、運動著手的生活型態調整，仍被認為是減重減脂的不二法門，單獨只依賴減重保健食品，將無法有效持續減重。

參考文獻

Barrett ML1, Udani JK.A proprietary alpha-amylase inhibitor from white bean （Phaseolus vulgaris）：a review of clinical studies on weight loss and glycemic control. Nutr J. 2011 Mar 17;10：24. doi：10.1186/1475-2891-10-24.

Chokshi D1.

Toxicity studies of Blockal,a dietary supplement containing Phase 2 Starch Neutralizer （Phase 2）,a standardized extract of the common white kidney bean （Phaseolus vulgaris）. Int J Toxicol. 2006 Sep-Oct;25（5）：361-71.

Obesity （Silver Spring）. 2014 Mar;22（3）：645-51. doi：10.1002/oby.20577. Epub 2013 Sep 5.Weight reduction and maintenance with IQP-PV-101： a 12-week randomized controlled study with a 24-week open label period.

Grube B1, Chong WF, Chong PW, Riede L.

Altern Med Rev. 2004 Mar;9（1）：63-9.

Blocking carbohydrate absorption and weight loss： a clinical trial using Phase 2 brand proprietary fractionated white bean extract.

Udani J1, Hardy M, Madsen DC.

17.進行減醣飲食，想喝酒精飲料怎麼選？

　　減糖時，適合的酒精為「蒸餾酒」，如威士忌、琴酒、燒酌、伏特加等，含醣量為零。而紅酒1杯(125ml)的含醣量為1.9克，相較於白酒低，所以大約2杯沒問題。其他的釀造酒，如啤酒，大多含醣。1罐(330ml)的啤酒約10.5克的醣。而調味酒的含糖量就更高了。

　　調味酒製造過程為經過釀造後，額外添加「糖」，使得含糖量及熱量更高，不利於減醣飲食。根據董氏基金會的調查，調味酒含糖量平均每100毫升含9公克糖（最低1.51公克至最高27.9公克），以常見的容量約330～350毫升換算，一罐約30～32公克的糖，已超過每日攝取精製糖不宜超過總熱量的10％上限，等於一罐調味酒就已超標。酒精熱量及含糖量如下表：

（圖10）**酒精醣量表**（以下數據為每100毫升酒液中含量）

臺灣菸酒股份有限公司：為響應政府政策及順應世界潮流，本公司率先公開調味啤酒及酒類產品營養成分標示如下：

類別	品牌名稱	容量（毫升）	酒精成分（%vol）	營養成分（每100毫升）						所有成分（由多到少排列）
				熱量（大卡）	蛋白質（公克）	脂肪（公克）	碳水化合物（公克）	糖（公克）	鈉（毫克）	
啤酒	台灣啤酒 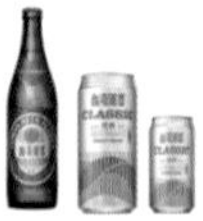	600ml 500ml 330ml	4.5	41.7	0.4	0.0	3.2	0.0	3.0	大麥芽、蓬萊米、啤酒花
	金牌台灣啤酒 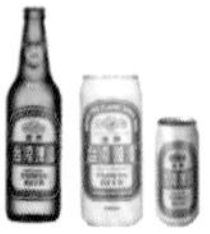	600ml 500ml 330ml	5.0	40.5	0.4	0.0	2.9	0.0	3.0	大麥芽、蓬萊米、啤酒花
	金牌台灣生啤酒(180天) 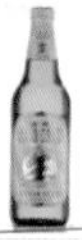	600ml	5.0	39.7	0.3	0.0	2.8	0.0	3.0	大麥芽、蓬萊米、啤酒花
	台灣生啤酒(18天) 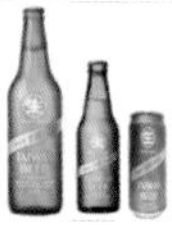	600ml 330ml	5.0	40.5	0.4	0.0	2.9	0.0	3.0	大麥芽、蓬萊米、啤酒花
	爽啤 SONG BEER 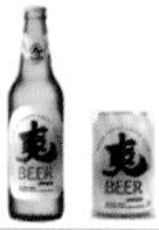	600ml 330ml	3.5	28.4	0.3	0.0	1.9	0.0	2.4	大麥芽、蓬萊米、啤酒花

類別	品牌名稱	容量 (毫升)	酒精 成分 (%vol)	營養成分（每100毫升）						所有成分 (由多到少排列)
				熱量 (大卡)	蛋白質 (公克)	脂肪 (公克)	碳水化 合物 (公克)	糖 (公克)	鈉 (毫克)	
啤酒	台灣啤酒極賞 PREMIUM	600ml 330ml	5.0	42.7	0.5	0.0	3.0	0.0	3.0	大麥芽、慕尼黑麥 芽、啤酒花
	台灣啤酒MINE	600ml 330ml	5.0	40.9	0.5	0.0	2.9	0.0	3.0	大麥芽、啤酒花
	台灣啤酒黑MINE	600ml 330ml	5.0	42.1	0.5	0.0	3.2	0.0	3.0	大麥芽、黑麥芽、啤 酒花
	台灣啤酒- 小麥啤酒	330ml	5.0	44.2	0.5	0.0	3.2	0.0	2.0	大麥芽、小麥芽、啤 酒花
	台啤微醺系列 ‧夏密啤酒	330ml	2.8	46.0	0.2	0.0	7.1	5.6	4.0	大麥芽、蓬萊米、啤 酒花、液態蔗糖、哈 密瓜汁、香料
	台啤微醺系列 ‧秋柚啤酒	330ml	3.5	54.5	0.3	0.0	7.9	5.1	3.3	大麥芽、蓬萊米、啤 酒花、液態蔗糖、濃 縮蘋果汁、黃金柚果 汁、香料
	台啤微醺系列 ‧冬戀啤酒	330ml	2.5	39.7	0.2	0.0	6.4	4.8	2.2	大麥芽、蓬萊米、啤 酒花、液態蔗糖、果 汁、玫瑰萃取液、香 料
	台啤微醺系列 ‧深葉啤酒	330ml	3.0	54.5	0.3	0.0	7.9	5.1	3.3	大麥芽、蓬萊米、啤 酒花、液態蔗糖、紅 茶粉、紅茶萃取液、 香料

類別	品牌名稱	容量(毫升)	酒精成分(%vol)	營養成分（每100毫升）						所有成分(由多到少排列)
				熱量(大卡)	蛋白質(公克)	脂肪(公克)	碳水化合物(公克)	糖(公克)	鈉(毫克)	
	台灣啤酒果微醺(荔枝)	330ml	3.5	61.6	0.3	0.0	10.2	7.5	3.0	大麥芽、蓬萊米、啤酒花、荔枝果汁、荔枝香料
	台灣啤酒果微醺(白葡萄)	330ml	3.5	58.0	0.3	0.0	9.3	7.0	3.0	大麥芽、蓬萊米、啤酒花、白葡萄果汁、白葡萄香料
	台灣啤酒果微醺(葡萄柚)	330ml	3.5	59.1	0.3	0.0	9.4	7.4	3.0	大麥芽、蓬萊米、啤酒花、蔗糖、葡萄柚果汁、葡萄柚香料
	台灣啤酒水果系列(芒果)	330ml	2.8	41.1	0.2	0.0	6.4	4.6	2.0	大麥芽、蓬萊米、啤酒花、芒果果汁、芒果香料
	台灣啤酒水果系列(鳳梨)	330ml	2.8	43.3	0.2	0.0	6.6	4.7	2.0	大麥芽、蓬萊米、啤酒花、鳳梨果汁、鳳梨香料
	台灣啤酒水果系列(葡萄)	330ml	2.8	49.2	0.2	0.0	7.9	5.8	3.0	大麥芽、蓬萊米、啤酒花、葡萄果汁、果糖、葡萄酒、葡萄香料
	台灣啤酒蜂蜜啤酒	330ml	4.5	43.4	0.3	0.0	4.6	2.5	3.0	大麥芽、蓬萊米、啤酒花、蔗糖、龍眼蜂蜜、蜂蜜香料、檸檬酸
果味酒	玉山樽藏梅酒	500ml	20.0	222.6	0.1	0.0	28.6	24.5	6.0	釀製酒精、白蘭地、梅子、果糖
	玉山樽藏梅酒	700ml	20.0	222.6	0.1	0.0	28.6	24.5	6.0	釀製酒精、白蘭地、梅子、果糖

類別	品牌名稱	容量 (毫升)	酒精成分 (%vol)	營養成分（每100毫升）						所有成分 (由多到少排列)
				熱量 (大卡)	蛋白質 (公克)	脂肪 (公克)	碳水化合物 (公克)	糖 (公克)	鈉 (毫克)	
果味酒	玉泉烏梅酒	375ml	12.0	147.7	0.0	0.0	20.3	17.9	6.0	李子、梅子、烏龍茶、異麥芽寡糖
	玉泉青梅酒	375ml	12.0	147.3	0.0	0.0	20.2	17.2	3.0	梅子、異麥芽寡糖
	玉泉荔枝酒	375ml	12.0	104.2	0.0	0.0	9.6	8.4	2.0	荔枝、異麥芽寡糖
	玉泉蝶舞梅酒	500ml	3.5	72.1	0.2	0.0	12.4	10.7	19.7	米、小麥、梅汁
利口酒	玉山咖啡香甜酒	275ml	7.0	70.1	0.3	0.0	7.0	5.7	1.9	咖啡原豆、伏特加、白蘭地、蔗糖
	啵啵氣泡清酒 (原味)	330ml	4.0	86.4	0.2	0.0	15.1	10.1	2.0	蓬萊米、米麴、釀造酒精、精緻麥芽糖、果糖、乳酸、檸檬酸、蘋果酸
	啵啵氣泡清酒 (荔枝口味)	330ml	4.0	69.5	0.2	0.0	12.1	11.3	2.0	蓬萊米、荔枝酒、米麴、荔枝濃縮汁、釀造酒精、高果糖糖漿、檸檬酸

製表：1070911（不定期更新）

　　而酒精熱量1公克可產生7大卡，接近於油脂的熱量，仍須適量。根據世界癌症研究基金會／美國癌症研究院建議，酒精攝取男性每日以不超過2個酒精當量，女性為1酒精當量為原則（1個酒精當量＝紅葡萄酒120毫升＝啤酒360毫升＝40 毫升蒸餾酒）

18. 減醣飲食時只吃蔬菜可以嗎？

不可以只吃蔬菜，仍須有足夠的蛋白質、油脂及好澱粉開啟代謝

蔬菜含有豐富的膳食纖維，水溶性膳食纖維能吸水膨脹，具有延長胃排空、增加飽足感的特性，也能在腸道中形成膠狀物，延緩血糖上升；而非水溶性膳食纖維能與膽酸結合並排出，促使肝臟中膽固醇轉換為膽酸，以降低血膽固醇，因此蔬菜的好處多多。

蔬菜的卡路里，一份生重僅25大卡，許多錯誤的減重方式會以只吃蔬菜做為減肥方法，明明已經吃很少了，只吃蔬菜而已，為什麼仍瘦不下來？此時必須注意，減醣飲食時仍需攝取達每日的基礎代謝率的熱量，基礎代謝率為維持人體一天基本生理功能，如呼吸、消化、代謝、運轉等的最低熱量，體重越重、肌肉量越多、年紀越小，基礎代謝率越高，則代表一天需要吃進供給身體運轉的熱量越多。基礎代謝率的計算公式如下：

基礎代謝率

基礎代謝率(BMR)是指：我們在安靜狀態下
(通常為靜臥狀態)消耗的最低熱量

BMR(男)=(**13.7**×體重(公斤) + (**5.0**×身高(公分) - (**6.8**×年齡)+**66**
BMR(女)=(**9.6**×體重(公斤) + (**1.8**×身高(公分) - (**4.7**×年齡)+**655**

舉例來說，40歲的男性，身高170公分、體重75公斤，基礎代謝率為：
BMR=13.7 x 75 + 5.0 x 170 - 6.8 x 40 + 66 =1671.5大卡

（圖11） 基礎代謝率計算方法

若長期攝取的熱量低於基礎代謝率，身體將開始消耗寶貴的肌肉量，而肌肉量減少了，基礎代謝率也會隨之下降，使得隨便一吃熱量就超過身體的熱量需求，這也是節食少吃，後來又容易復胖的原因。

因此減重飲食上雖然建議須減少熱量，但最少須達基礎代謝率的熱量需求；女生減重減脂一天至少仍需1000～1200大卡、男生一天至少仍需1500～1800大卡，否則容易消耗掉肌肉，減少身體代謝，反而容易復胖喔！

19. 冷飯有較多的抗性澱粉、熱量較低，可以多吃？

錯！冷飯熱量僅略微低於熱飯，仍須注意攝取量

　　根據食品藥物管理署的「食藥闢謠專區」所述，米飯在加熱後冷卻的過程中，會提升抗性澱粉(Resistant starch, RS)的含量。抗性澱粉是一種不被小腸澱粉分解酵素作用的澱粉，其進入大腸後，會被腸內菌叢發酵成短鏈脂肪酸，其功能類似膳食纖維。因人體無法消化抗性澱粉，雖具飽足感，但是沒有熱量，因此，從冷飯所攝取的熱量確實比熱飯少。

　　一般澱粉每公克可以提供 4 大卡的熱量，而因為人體無法消化抗性澱粉，至腸內菌轉化為短鏈脂肪酸後，每公克可以提供 2 大卡。然而一般澱粉經過老化後約只有 10% 轉換為抗性澱粉，並非全部轉變，所以冷飯僅能些許降低熱量，吃多仍要小心反而變胖。若想要降低熱量，減少飯量是比較實際的方法，再多搭配青菜及蛋白質食物增加飽足感，更能幫助減重減脂。

　　除了冷飯，天然的食物如燕麥、未經研磨的全穀雜糧，也含有抗性澱粉，建議多選擇未精製的全穀雜糧類，除了抗性澱粉之外，還能吃到更多維生素、礦物質等營養素。

20. 減醣飲食遇停滯期時怎麼辦？

相信許多人都有同樣的經驗，當開始減醣飲食後，體重先是明顯往下降，然而隨著體重下降至某一階段，出現下降趨勢停滯的階段，這就是停滯期。遇到停滯期時別緊張，跟著以下三個步驟，讓你安心渡過停滯期囉！！

1. 建立正確觀念：停滯期代表目前飲食攝取的熱量與身體消耗的熱量達成平衡，身體停留在目前的體重設定點；想要降低體重設定點會比提高體重設定點來得困難，需要毅力並拉長時間，透過飲食及運動繼續調整體重設定點。

2. 變換運動方式：當遇停滯期時，除了嘗試增加運動的頻率與強度之外，也可配合自己的身體組成如體脂肪、肌肉量，加上調整運動方式，如有氧運動、阻力訓練的分配；若肌肉量明顯不足者可嘗試以阻力訓練（肌力訓練）為主，以提升肌肉量，增加基礎代謝率。

3. 飲食維持基礎代謝率：遇停滯期時，許多人會想，再少吃一點就會繼續瘦了，但是過度的節食少吃，達不到基礎代謝率，無法開啟身體代謝運轉；因此，克服停滯期，仍要檢視自己的飲食是否過少或與遠多於基礎代謝率，仍須吃足基礎代謝率的熱量。食物選擇上多注意是否攝取足夠的蛋白質食物，以維持身體的肌肉量、避免基礎代謝率下降。

4. 注意飲食小細節處：許多人擔心醣類吃太多，不敢碰澱粉。但是水果、奶類攝取過多，或是零食點心不忌口，反使得精製糖攝取太多。仍建議正餐時適量攝取好的澱粉，足夠的澱粉反而能幫助脂肪燃燒，開啟身體代謝運轉喔！

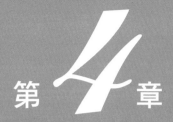

第 **4** 章

減醣美味餐食譜

自製減醣餐食可以很簡單、快速又美味

相對於外食一餐要吃足青菜及蛋白質的減醣餐食,價錢往往不便宜,自製餐食是相對價格較低廉的,而且食材又能依據個人喜好彈性選擇,只要家中有簡單的烹調設備,平底鍋、電鍋或烤箱,就能輕鬆上手,開始跟著食譜製備美味餐食囉!本篇食譜設計考量不同族群的熱量及醣量攝取,女生減脂每天以1200-1500大卡、男生1500-1800大卡居多,因此本篇食譜設計以女生400大卡、醣量分為中度低醣及低醣、男生500大卡、醣量分為中度低醣及低醣,大家可以彈性自由選擇!

如何規劃減醣餐便當生活

本篇食譜提供早餐、午晚餐、湯品、甜點及減醣常備菜等，共約70道料理，可依據需要製備的餐次、自己喜好的食材、需要攝取的熱量及醣量等來做分類，初次使用本篇食譜時，可以參考以下的分類：

（1）依據不同餐次來規劃

食譜分為早餐及午晚餐。早餐為一天的活力來源，必須有好的澱粉來源，本篇早餐食譜以馬鈴薯、五穀飯、地瓜、燕麥、南瓜等，取代精製麵食或米飯當作澱粉來源。午晚餐的米飯和麵食可選擇減醣澱粉：花椰菜飯、杏鮑菇飯或豆腐麵、蒟蒻麵等，或是在不超過醣量的原則下，選擇適量的好澱粉：五穀飯、糙米飯、地瓜、南瓜等，搭配海鮮或肉類或蛋及豆腐類的主菜。這些料理皆含有豐富的蛋白質及青菜，可以一道料理滿足減醣時需要大量吃青菜及蛋白質的需求！

（2）依據自己喜好的食材

可依據自己喜歡的澱粉類食材：馬鈴薯、五穀飯、地瓜、燕麥、南瓜等來選擇食譜，或是依據蛋白質類食材，分為海鮮、肉類、蛋及豆腐類，這樣分類的好處為一次大量買同樣食材時，可提供不同食譜作為變化。

（3）依據自己的熱量及醣量需求

早餐篇的食譜可選擇每餐400大卡、醣量分為中度低醣及低醣或是500大卡、醣量

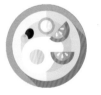

早餐：
❶選擇喜好的食材：馬鈴薯、五穀飯、地瓜、燕麥、南瓜等
❷選擇需要的熱量及醣量：400大卡或500大卡，包含好澱粉（馬鈴薯、五穀飯、地瓜等）的中度低醣或低醣餐

午晚餐：
❶選擇喜好的食材：海鮮或肉類或蛋及豆腐
❷選擇需要的熱量及醣量：400大卡或500大卡，包含好澱粉或減醣澱粉（花椰菜飯、杏鮑菇飯、蒟蒻飯）的中度低醣或低醣餐

（圖1）　本篇食譜運用方式

分為中度低醣及低醣。午晚餐的食譜包含海鮮、肉類或蛋及豆腐類的主菜，可依自己的醣量需求搭配澱粉種類，若要嚴格控制醣量可選擇醣量20-30公克的食譜，搭配減醣澱粉：花椰菜飯或豆腐麵等作為一餐。

減醣餐食需要的製備器材

（1）減醣餐食烹調工具

減醣餐食製備的烹調用具與一般餐食的料理用具相同，平底鍋、電鍋或烤箱，都是方便、普遍使用的家用烹調器具，若要節省時間，也可採一鍋到底的方式烹調，例如：電鍋蒸飯時上層放青菜及肉類，一起煮熟，以節省烹煮時間。

（2）減醣食材採買原則

減醣食材的採購原則以新鮮、當季、天然、多元化的食材為主，建議一週可最少採買1-2次，以保持食材新鮮度，購買地點可於超市、大賣場、傳統市場等購買。超市及大買場採購的優點為有包裝及標示，可注意有無食品衛生相關認證、保存期限、成分、營養標示等。而傳統市場的好處為可小量購買，品質則須多加注意食材品質的風味、色澤、形狀等是否完整。

（3）減醣食材保存方式

各種食材採買後的保存時間，蔬菜類中葉菜類，如：白菜、萵苣等相較於根莖類，如：洋蔥、蘿蔔的存放時間短，冷藏時須於一週內烹調。肉類、海鮮及魚貝類通常冷藏後須於三天內烹調，以維持新鮮度，若冷凍可存放較久，但仍需注意一般肉類盡量於三個月內食用完畢。若一次烹煮大量的食材也可用密封夾鏈袋分裝儲存，例如：藜麥飯一次烹煮分裝成一餐的量，要吃時再加熱食用。

（4）減醣食物分量器具

剛開始執行減醣飲食時建議能準備食物秤，精秤食物分量，尤其是屬於醣類的全穀雜糧類食物，因為通常只憑目測的分量與實際秤重仍有差距，待熟悉分量後即可以碗、湯匙或盤子等熟悉的器具定量。

掌握每餐熱量及醣量原則

因為每個人的飲食生活型態大不相同，醣分攝取量也有很大的差異，鼓勵大家先戒精製糖食物，如：含糖飲料或精製糖點心等，再來採取漸進式減少醣量，才不會覺得一下子減量太多，覺得很困難或是無法長期執行而暴飲暴食，大家可評估自身原本的醣量攝取，選擇此篇裡的食譜來做做看喔！

適合**男性**的減醣方法

每餐熱量 500 大卡、醣量中度低醣或低醣

如果原本攝取的熱量及醣量較大，如：每餐澱粉量至少一碗飯的澱粉愛好者，建議先從溫和減醣的方式開始逐漸減量，可從一餐開始嘗試，再進展到三餐都是減醣的飲食計畫喔！若三餐都已經調整為減醣飲食，想再更積極追求瘦身成效者，可嘗試醣量控制每餐20-30公克。

適合**女性**的減醣方法

每餐熱量 400 大卡、醣量中度低醣或低醣

如果原本攝取的熱量及醣量較大，如：每餐澱粉澱粉約接近一碗飯的澱粉愛好者，建議可從三餐中的一餐開始，再漸進式的進展到每餐都執行減醣飲食。適合想要有一定的瘦身成效者，能幫助開啟燃脂效果，此階段也適合需在短時間內緊急快速瘦身。因醣量相對較低，需評估青菜及蛋白質攝取量是否足夠，若有飢餓感，可適度搭配食譜中的低醣點心。

原本醣量較大者，可從某一餐開始，在進展到三餐。

(1)剛開始嘗試減醣飲食：

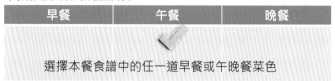

早餐	午餐	晚餐
	✔	
選擇本餐食譜中的任一道早餐或午晚餐菜色		

(2)三餐溫和的減醣飲食：

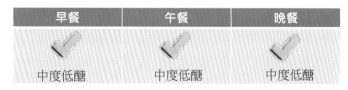

早餐	午餐	晚餐
✔	✔	✔
中度低醣	中度低醣	中度低醣

(3)三餐積極的減醣飲食：

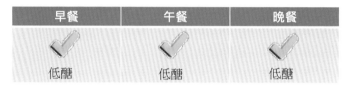

早餐	午餐	晚餐
✔	✔	✔
低醣	低醣	低醣

（圖2）減醣熱量及醣量原則

營養活力滿分的減醣早餐

　　你是否曾有這樣的感覺？早餐吃一份燒餅油條、饅頭夾蛋或傳統中式飯糰下肚後，容易感到精神不濟、昏昏沉沉或還沒到午餐就開始感到飢腸轆轆；甚至長期下來，體重直直往上升？這些都是高醣分早餐可能造成的影響。減醣從早餐開始，讓你充滿精神活力、飽足感大增又能窈窕健康瘦！

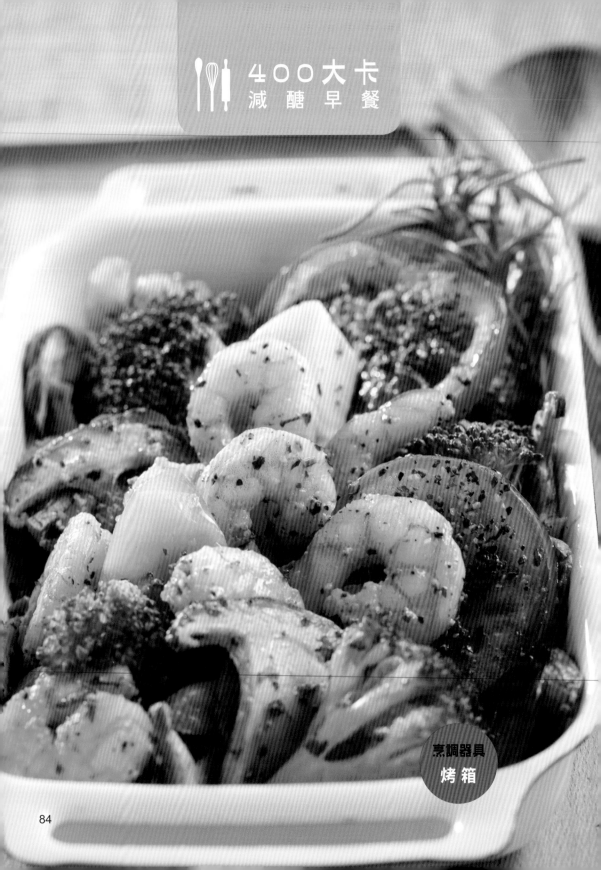

烹調器具
烤箱

蕈菇蝦仁佐香料烤馬鈴薯

材料（1人份）

	●中度低醣	●低醣
馬鈴薯	250g	150g
洋菇	50g	
鮮香菇	50g	
大番茄	50g	
花椰菜	50g	
蝦仁	125g	200g
橄欖油	10g	15g

● 調味料	
義式綜合香料	少許
鹽	少許
黑胡椒粒	少許
香蒜粉	少許

作法

1. 蝦仁以鹽、黑胡椒粒及香蒜粉醃入味。

2. 將馬鈴薯洗淨切成塊狀、洋菇及香菇切成厚片狀、大番茄切片、花椰菜切小朵。

3. 將步驟 ❷ 食材鋪上烤盤後，撒上義式綜合香料、鹽、黑胡椒粒及香蒜粉，淋上橄欖油。

4. 將所有食材放入預熱的烤箱中，以200℃烤約20-25分鐘即可。

營養師小叮嚀：這道料理的蕈菇類富含多醣體、大番茄富含茄紅素、花椰菜富含吲哚，對身體抗氧化發炎有幫助。

馬鈴薯富含鉀及維生素C，對血壓控制者來說是不錯的選擇，一般認為馬鈴薯GI值偏高，適當的烹調方式，不壓成泥狀、縮短烹調時間都可幫助降GI喔！

營養分析

中度低醣	低醣
熱量：386kcal	熱量：395kcal
含醣量：43.0g	含醣量：28.5g
蛋白質：25.4g	蛋白質：31.8g
脂肪：11.0g	脂肪：15.8g
膳食纖維：7.2g	膳食纖維：6.0g

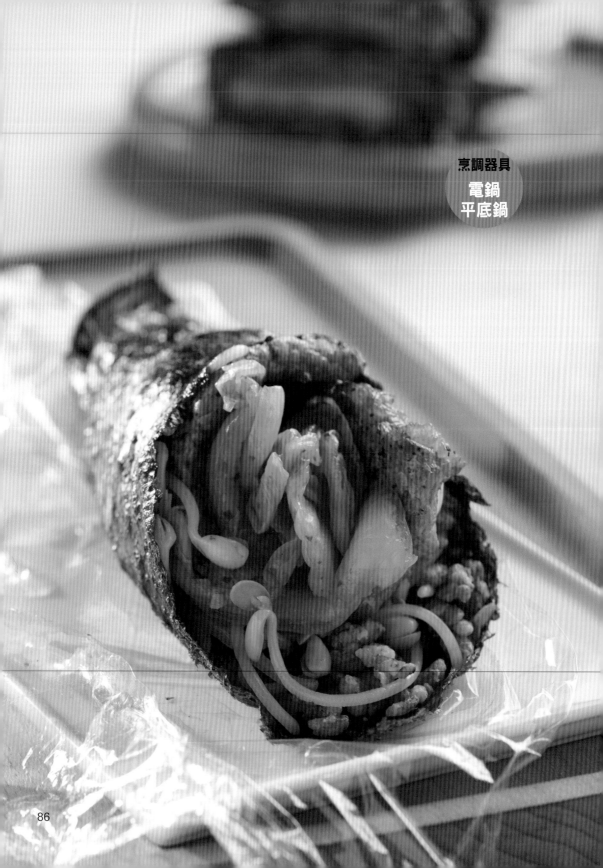

韓式泡菜飯捲

材料（1人份）

	●中度低醣	●低醣
五穀米	55g	40g
黃豆芽	30g	
韓式泡菜	50g	40g
里肌肉片	70g	80g
海苔片	6g（兩片）	3g（一片）
麻油	5g	10g

● 調味料	
鹽	少許
醬油	少許
白芝麻粒	少許

作法

❶ 將五穀米放入電鍋內鍋洗淨後加水，水量以水：五穀米=1：1.2比例，電鍋外鍋放一杯水，蒸熟後再悶5分鐘後取出，拌入麻油、少許鹽及白芝麻。

❷ 黃豆芽洗淨後將根部一小段莖去除，放入滾水中煮熟、撈起瀝乾。

❸ 豬肉里肌片以泡菜醬汁醃入味，放入熱鍋中煎熟。

❹ 準備一片保鮮膜，放上海苔片中央鋪好蒸熟的五穀飯，再依序放入黃豆芽、瀝乾湯汁的韓式泡菜及豬肉片，捲起呈長柱狀，並包緊底端即可。

營養師小叮嚀：泡菜屬發酵食品，含有益生菌，對腸道好菌生長有益，韓式泡菜中的辣椒粉，能促進代謝、幫助燃脂，而市售泡菜都會添加糖醃漬，建議注意營養標示，選擇糖量較少的。

營養分析

中度低醣	低醣
熱量：421kcal	熱量：424kcal
含醣量：39.2g	含醣量：28.6g
蛋白質：23.7g	蛋白質：22.7g
脂肪：17.4g	脂肪：23.3g
膳食纖維：6.5g	膳食纖維：4.7g

鮪魚滑蛋燕麥粥

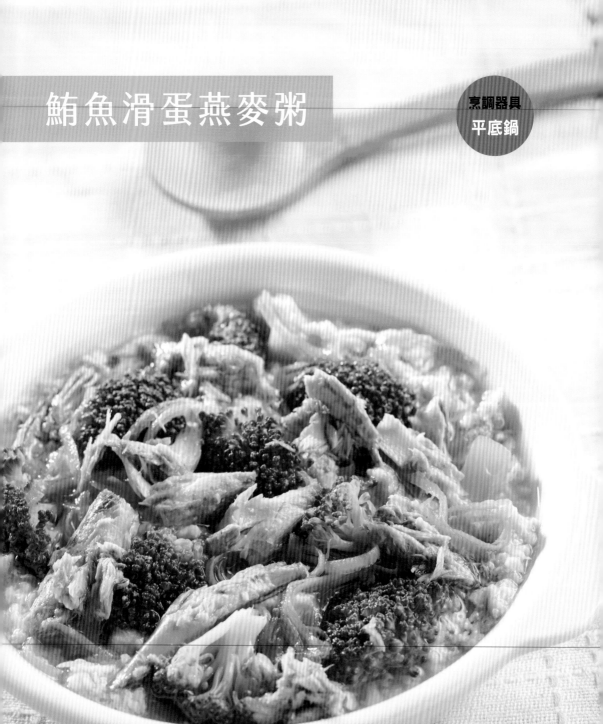

材料（1人份）

	●中度低醣	●低醣
燕麥片	60g	30g
水煮鮪魚	75g	100g
雞蛋	1顆	
胡蘿蔔	30g	
花椰菜	50g	

● 調味料

鹽巴	少許
白胡椒粉	少許

作法

1 花椰菜洗淨切小朵、胡蘿蔔洗淨切絲。

2 蛋液打勻，加入鹽。

3 準備一鍋400毫升的水，加入燕麥片、花椰菜、胡蘿蔔絲拌煮至熟軟。

4 關火後，加入蛋液，利用餘熱拌熟，最後撒上鹽巴、白胡椒粉即可起鍋。

營養師 小叮嚀：燕麥富含水溶性纖維β-glucan為高纖維質、低GI的好澱粉；加上這道料理中滿滿的青菜類：花椰菜、胡蘿蔔，豐富纖維質，吸水膨脹後更增加了飽足感。為了不讓纖維質阻塞腸道，記得額外再多喝水，有助於清除體內宿便！

燕麥纖維質多容易吸水，烹煮時可評估稠度，適度增加水量。

營養分析

中度低醣
熱量：407kcal
含醣量：39.4g
蛋白質：29.3g
脂肪：13.6g
膳食纖維：6.9g

低醣
熱量：325kcal
含醣量：21.6g
蛋白質：32.2g
脂肪：11.5g
膳食纖維：4.4g

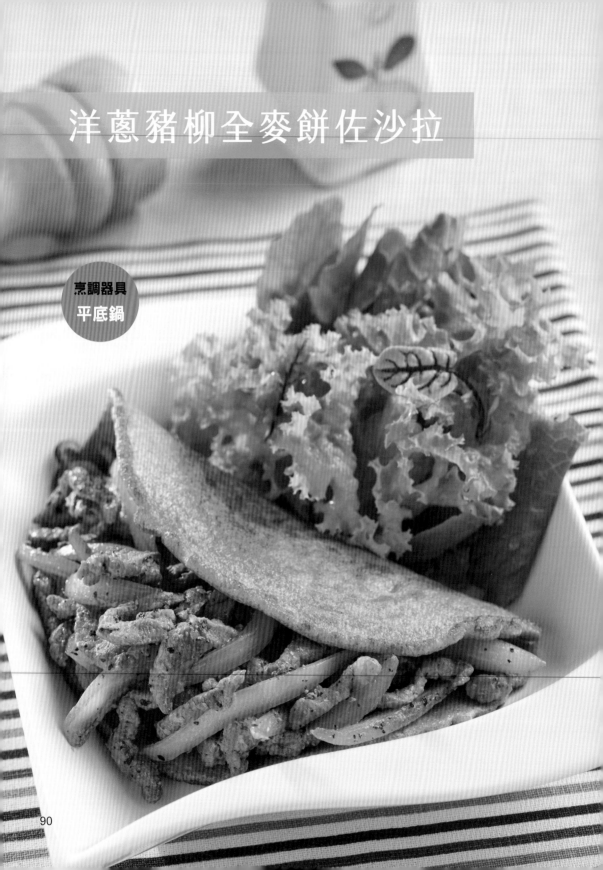

洋蔥豬柳全麥餅佐沙拉

烹調器具
平底鍋

材料（1人份）

	中度低醣	低醣
● 全麥餅皮		
雞蛋	1顆	
全麥麵粉	45g	25g
低脂鮮奶	55ml	35ml
橄欖油	2.5g（0.5小匙）	
鹽	少許	
生菜沙拉	130g（餅皮內包30g）	

	中度低醣	低醣
● 調味料		
橄欖油	3g	
檸檬汁	10ml	

	中度低醣	低醣
● 內餡		
洋蔥	70g	
豬里肌肉	30g	60g
橄欖油	2.5g（0.5小匙）	5g（1小匙）
鹽	少許	
黑胡椒粒	少許	
醬油	少許	

作法

製作全麥餅皮

1. 雞蛋打勻後，加入全麥麵粉、鮮奶均勻攪和。

2. 平底鍋加熱，倒入橄欖油，將作法1的麵皮兩面煎熟備用。

製作洋蔥豬柳

1. 洋蔥切成條狀，泡入水中去除刺激味。

2. 豬里肌肉切成條，加入少許醬油醃入味。

3. 平底鍋加熱，放入洋蔥炒香，再加入豬柳條炒熟，最後加入鹽、黑胡椒粒調味。

製作檸檬油醬

將檸檬擠出汁液與橄欖油混合即可。

營養師 **小叮嚀**：地瓜是富含 β -胡蘿蔔素、膳食纖維的全穀雜糧類，具有飽足感、幫助排便、排氣的特性，台灣常見的有黃肉、紅肉及紫心地瓜，紅肉地瓜的 β -胡蘿蔔素較高、紫心地瓜的花青素較高。而烹調方式也會影響地瓜的GI值喔！蒸的地瓜相較於烤的地瓜GI值低。

營養分析

中度低醣	低醣
熱量：416kcal	熱量：421kcal
含醣量：40.8g	含醣量：27.1g
蛋白質：22.2g	蛋白質：24.7g
脂肪：17.2g	脂肪：22.9g
膳食纖維：6.0g	膳食纖維：4.5g

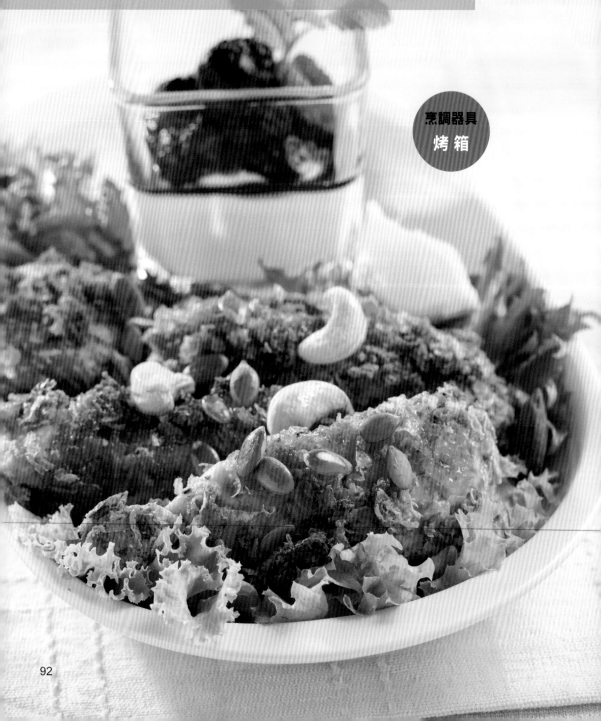

燕麥脆雞水果優格沙拉

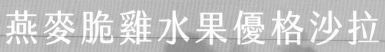

烹調器具
烤箱

材料（1人份）

	●中度低醣	●低醣
燕麥片	35g	25g
雞胸肉	100g	
沙拉葉	50g	
綜合莓果	60g	40g
優格	80g	60g
腰果及南瓜子	10g	20g

● 雞胸肉醃料	
鹽	少許
黑胡椒	少許
蛋白	半粒

作法

1 雞胸肉切成雞柳狀，以醃料鹽、黑胡椒及蛋白醃15分鐘。

2 烤箱預熱200-220℃。

3 雞胸肉沾上燕麥碎片，放入烤箱烤20分鐘。

4 將沙拉葉、綜合莓果及燕麥脆雞擺盤，淋上優格醬即可。

營養師小叮嚀：這道減醣料理以燕麥取代酥炸粉且選擇水果中醣量低的莓果類：藍莓、覆盆子等，健康減醣又美味！

此道料理除了以蛋白沾附燕麥片之外，也可以使用優格喔！富含益生菌的優格，搭配蔬果的膳食纖維，能幫助腸道好菌生長，幫助養成易瘦體質！

此道料理使用的燕麥片本身較薄脆（如附錄的食材介紹篇），建議使用一般燕麥的話，可選擇即食燕麥片喔！

營養分析

中度低醣	低醣
熱量：410kcal	熱量：401kcal
含醣量：39.6g	含醣量：30.9g
蛋白質：34.5g	蛋白質：35.3g
脂肪：11.5g	脂肪：14.5g
膳食纖維：5.6g	膳食纖維：4.9g

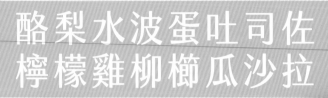

酪梨水波蛋吐司佐檸檬雞柳櫛瓜沙拉

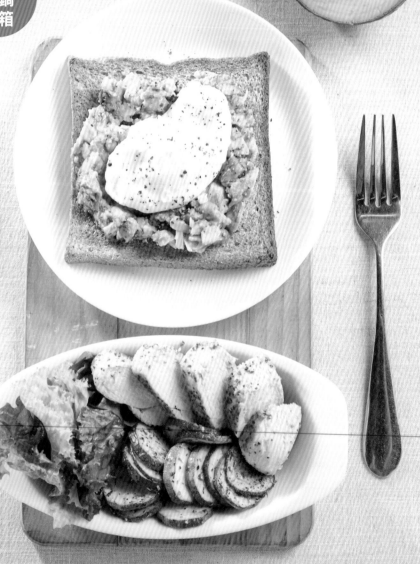

材料（1人份）

	●中度低醣	●低醣
酪梨	60g	
雞蛋	1顆	
雞胸肉	50g	80g
沙拉葉	30g	
櫛瓜	60g	
全麥吐司	80g	50g
檸檬汁	少許	
黑胡椒	少許	
鹽	少許	

● 雞胸肉醃料

檸檬汁	少許
黑胡椒	少許
鹽	少許

● 檸檬油醬

檸檬汁	1小匙
橄欖油	1小匙
鹽	少許

作法

酪梨水波蛋吐司

1 酪梨切開，把果肉取出，用叉子壓碎，加入少許鹽、黑胡椒及檸檬汁。

2 製作水波蛋：煮一鍋水，水滾後加入少許鹽及醋，轉小火用湯勺使水產生漩渦，在漩渦中心放入蛋，蛋白就會開始凝固，煮3分鐘後，再把水波蛋撈起。

3 以平底鍋微煎、加熱吐司。

4 將酪梨抹上吐司、放上水波蛋，撒上鹽及胡椒即可。

檸檬油醬

將檸檬汁、橄欖油及鹽，攪拌均勻即可。

檸檬雞柳櫛瓜沙拉

1. 雞胸肉以鹽、黑胡椒粒、檸檬汁醃入味。
2. 櫛瓜切成片狀。
3. 預熱烤箱180度，放入煎熟的雞胸肉烤20分（依烤箱調整時間），再取出切成片狀。
4. 再放入櫛瓜煎熟後，取出後與雞胸肉一起放在上沙拉葉上，淋上檸檬油醬即可。

營養師小叮嚀：酪梨又稱牛油果，富含單元不飽和脂肪酸、維生素E、鉀及膳食纖維，是維持心血管健康的好油脂！很適合當抹醬，40克的酪梨有一份的油脂，可取代市售抹醬，更健康無負擔！

製作水波蛋時，建議先將雞蛋打至碗中盛裝，再輕輕放入漩渦狀的水中，注意漩渦也不要過大，否則蛋白容易散掉。

營養分析

中度低醣	低醣
熱量：450kcal	熱量：440kcal
含醣量：41.0g	含醣量：27.5g
蛋白質：28.4g	蛋白質：32.2g
脂肪：18.2g	脂肪：21.7g
膳食纖維：6.6g	膳食纖維：5.3g

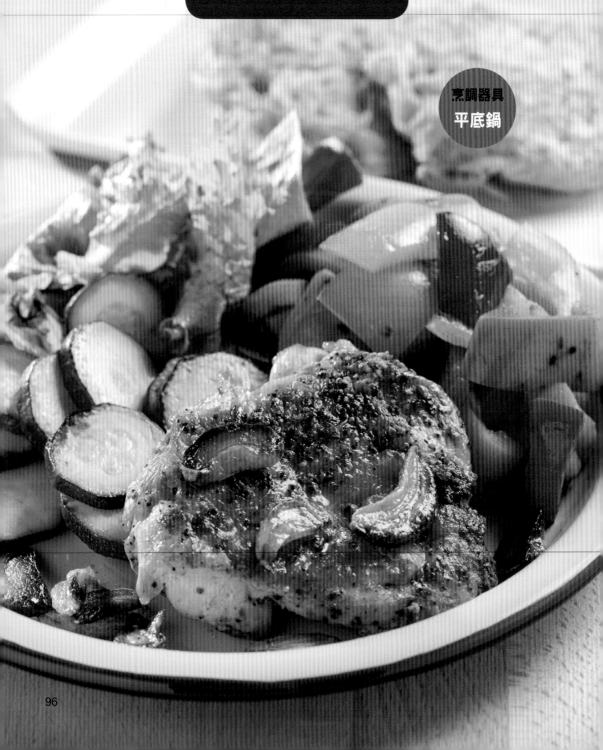

香蒜雞腿排佐馬鈴薯蛋煎餅

材料（1人份）

	●中度低醣	●低醣
馬鈴薯	250g	150g
雞蛋	1顆	
甜椒	30g	
櫛瓜	30g	
沙拉葉	30g	
去骨雞腿排	80g	120g
大蒜	20g	
橄欖油	10g	15g

● 調味料	
鹽	少許
黑胡椒粒	少許
蒜片	20g

作法

1. 雞腿排切小塊狀，以鹽、黑胡椒粒、蒜片醃入味。

2. 馬鈴薯去皮、刨成絲狀，加入蛋液混合均勻。

3. 甜椒切成塊狀、櫛瓜切片、大蒜切片。

4. 熱鍋後，加入橄欖油，放入馬鈴薯絲蛋液呈圓狀煎熟，撒上鹽及黑胡椒粒，將馬鈴薯蛋液兩面煎成金黃色即可。

5. 鍋中再放入蒜片，及將雞腿排帶皮的那面朝下煎成金黃色，再翻面兩面煎熟，再放入甜椒、櫛瓜煎熟，最後以鹽、黑胡椒粒調味。

營養師小叮嚀：這道料理使用的馬鈴薯、櫛瓜，都是富含鉀的食材，很適合消除水腫。
雞腿排、櫛瓜、甜椒也可以用烤的方式，減少油脂用量喔！

營養分析

中度低醣	低醣
熱量：525kcal	熱量：541kcal
含醣量：44.2g	含醣量：25.3g
蛋白質：30.3g	蛋白質：34.2g
脂肪：24.1g	脂肪：33.0g
膳食纖維：5.1g	膳食纖維：3.5g

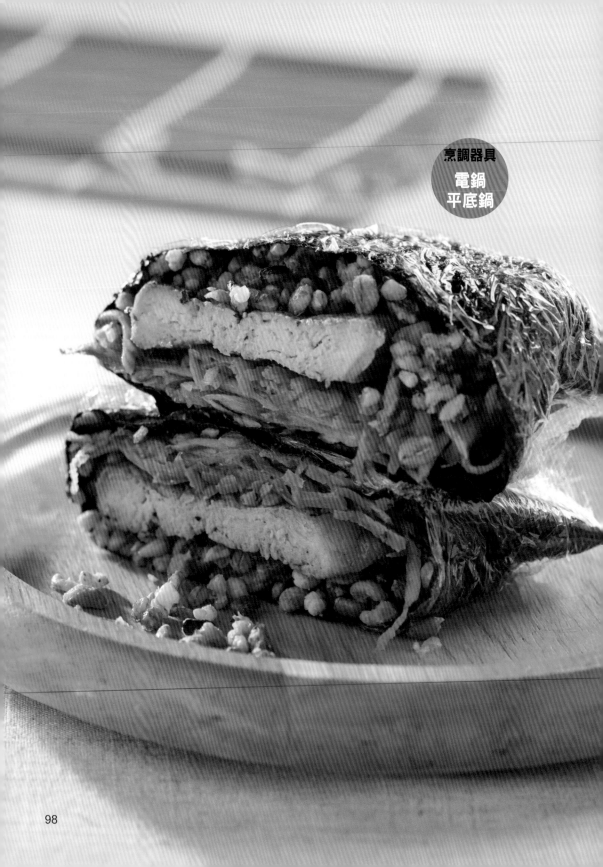

烹調器具

電鍋
平底鍋

豬排五穀飯糰

材料（1人份）

	●中度低醣	●低醣
五穀米	55g	40g
豬里肌肉	80g	90g
胡蘿蔔	25g	
小黃瓜	25g	
壽司海苔片	2片	
橄欖油	10g	

● 調味料

鹽	少許
醬油	少許

作法

1. 將五穀米放入電鍋內鍋洗淨後加水，水量以水：五穀米=1：1.2比例，電鍋外鍋放一杯水，蒸熟後再悶5分鐘。

2. 胡蘿蔔及小黃瓜洗淨後切絲，放入熱鍋中炒熟。

3. 豬里肌肉片以醬油醃入味後，放入熱鍋中煎熟。

4. 準備一片保鮮膜，放上兩片海苔，中央鋪好蒸熟的五穀飯，再依序放入蛋皮、豬里肌肉片、胡蘿蔔絲及小黃瓜絲，將海苔片的四角往內折，形成正方形的飯糰。

5. 以保鮮膜固定後，再以刀子切成兩半即可。

營養師小叮嚀：五穀米的膳食纖維為白米的10倍，且有較多的維生素B群、礦物質鈣、鎂、鉀等，可穩定血糖上升，是適合減醣的好澱粉！想吃飯糰又擔心外食的飯糰，使用糯米容易上升血糖、分量又太多的話，不妨自製健康的減醣飯糰。

營養分析

中度低醣	低醣
熱量：475kcal	熱量：489kcal
含醣量：39.6g	含醣量：29.4g
蛋白質：23.4g	蛋白質：24.0g
脂肪：23.6g	脂肪：29.7g
膳食纖維：5.3g	膳食纖維：4.5g

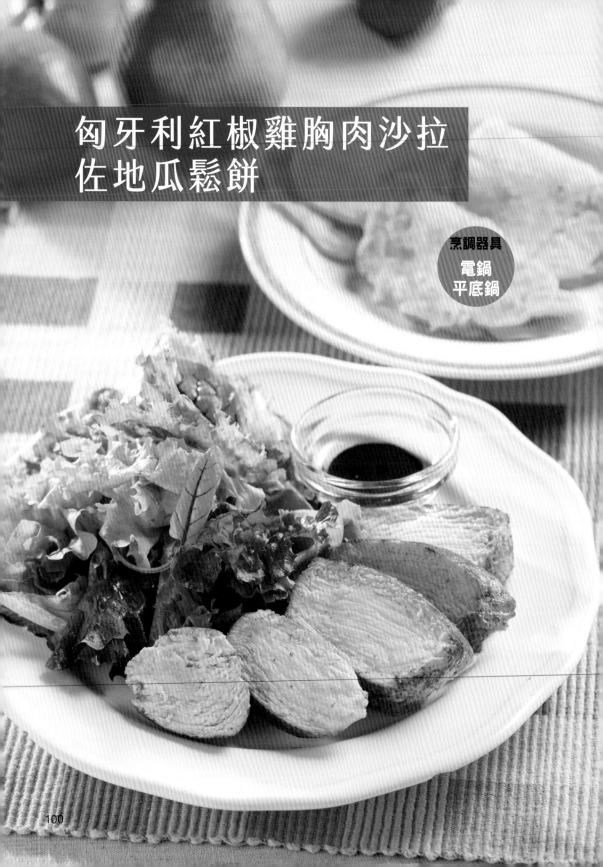

匈牙利紅椒雞胸肉沙拉佐地瓜鬆餅

烹調器具

電鍋
平底鍋

材料（1人份）

	中度低醣	低醣
● 地瓜鬆餅		
地瓜	60g	40g
低筋麵粉	30g	20g
牛奶	80ml	50ml
泡打粉	2g	
橄欖油	5g	7.5g (1.5茶匙)
● 匈牙利紅椒雞胸肉沙拉		
雞胸肉	100g	150g
沙拉葉	200g	
橄欖油	5g	
◢ 雞胸肉醃料		
匈牙利紅椒粉	少許	
鹽	少許	
黑胡椒粒	少許	
● 油醋醬		
橄欖油	5g	
巴薩米克醋	2g	
鹽	少許	
黑胡椒	少許	

營養分析

中度低醣
熱量：479kcal
含醣量：43.3g
蛋白質：30.1g
脂肪：17.7g
膳食纖維：4.5g

低醣
熱量：481kcal
含醣量：32.4g
蛋白質：39.3g
脂肪：20.1g
膳食纖維：3.8g

作法

地瓜鬆餅

❶ 地瓜削皮、切成薄片後以電鍋蒸熟，再搗成泥狀，加入低筋麵粉及鮮奶，攪拌均勻成麵糊。

❷ 平底鍋熱鍋，倒入橄欖油，將步驟❶ 的地瓜鬆餅，兩面煎熟備用。

油醋醬

將橄欖油、巴薩米克醋及鹽、黑胡椒攪拌均勻，再搭配沙拉葉即可。

匈牙利紅椒雞胸肉

❶ 雞胸肉加入醃料均勻按摩後，放入冰箱冷藏1-2小時以上備用。

❷ 加熱平底鍋，放入橄欖油，以中小火煎熟雞胸肉，再取出切片。

營養師小叮嚀：匈牙利紅椒粉中含有辣椒素、維生素C及類胡蘿蔔素，為豐富的抗氧化來源，也是能增加食物香氣色澤的天然紅色香料。

油醋醬、和風醬相較於凱薩醬、千島醬是較適合減脂的選擇，因為熱量及油脂量相對較低，同樣一小包的量，千島醬比油醋醬多了100大卡，仍須多多注意沾醬的選擇喔！

莎莎醬鮭魚排紅藜沙拉

烹調器具

電鍋
平底鍋

材料（1人份）

	●中度低醣	●低醣
魚	60g	120g
沙拉葉	30g	
小黃瓜	20g	
玉米筍	20g	
紅藜	80g	30g

● 莎莎醬		
大番茄	20g	30g
洋蔥	10g	20g
橄欖油	10g	20g
檸檬汁	2.5g	5g
鹽	少許	
黑胡椒	少許	

● 調味料		
鹽	少許	
黑胡椒	少許	

作法

莎莎醬

將大番茄、洋蔥切成丁，加入橄欖油、檸檬汁、鹽及黑胡椒拌勻即可。

鮭魚排紅藜沙拉

1 紅藜以清水清洗後，電鍋內鍋加水量，比例為紅藜及水比例：1：1，電鍋外鍋放入一杯水，蒸好後再悶10分鐘。

2 煮一鍋水，水滾後放入小黃瓜及玉米筍，川燙後小黃瓜切片、玉米筍切成段狀。

3 鮭魚以鹽、黑胡椒醃入味後，切成片狀，再放入平底鍋煎熟。

4 將沙拉葉、小黃瓜、玉米筍及鮭魚擺盤，淋上紅藜及莎莎醬即可。

營養師 小叮嚀：紅藜為台灣原生種，相較於南美洲的藜麥膳食纖維質高，且富含甜菜素、β-胡蘿蔔素，具有幫助排便、抗氧化、保護心血管的功能。

紅藜的烹煮方式建議可使用濾網清洗，可一次大量烹煮後，再冷凍分裝分次食用。

營養分析

中度低醣
熱量：505kcal
含醣量：32.2g
蛋白質：27.3g
脂肪：14.6g
膳食纖維：12.7g

低醣
熱量：506kcal
含醣量：15.7g
蛋白質：34.9g
脂肪：27.7g
膳食纖維：5.9g

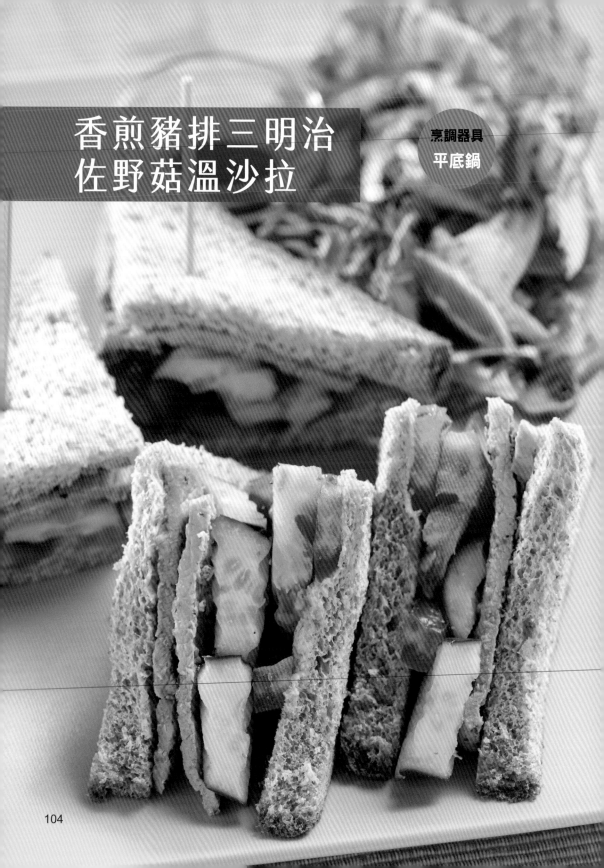

香煎豬排三明治
佐野菇溫沙拉

烹調器具
平底鍋

材料（1人份）

	● 中度低醣	● 低醣
里肌肉片	60g	90g
全麥吐司	100g	50g
大番茄	50g	
小黃瓜	50g	
香菇	30g	50g
洋菇	30g	
沙拉葉	30g	50g
橄欖油	5g	10g

● 里肌肉醃料

醬油	少許
黑胡椒	少許

● 油醋醬

橄欖油	5g	10g
巴薩米克醋	2g	5g
鹽	少許	
黑胡椒	少許	

營養分析

中度低醣
熱量：492kcal
含醣量：50.3g
蛋白質：25.5g
脂肪：19.7g
膳食纖維：7.2g

低醣
熱量：490kcal
含醣量：29.0g
蛋白質：27.6g
脂肪：28.3g
膳食纖維：6.1g

作法

香煎豬排三明治

① 里肌肉以醃料醃入味。

② 平底鍋加熱，放入里肌肉排煎熟、加熱吐司。

③ 大番茄洗淨切片、小黃瓜切片。

④ 吐司放上大番茄片、小黃瓜片、里肌肉排，再以吐司蓋上，四邊插上牙籤，再將吐司斜對角對切成四等份。

油醋醬

將橄欖油、巴薩米克醋及鹽、黑胡椒攪拌均勻即可。

野菇溫沙拉

① 香菇及蘑菇切片。

② 平底鍋加熱，放入香菇及蘑菇片煎熟，再撒上鹽及黑胡椒粒。

③ 將香菇及蘑菇片放上沙拉葉，再淋上油醋醬即可。

營養師小叮嚀：豬肉富含蛋白質、維生素B1、維生素B6、維生素B12及鐵質，適合早上需要提升精神的上班族，建議豬肉部位選擇豬里肌、豬後腿肉，相較於豬梅花、豬五花肉、香腸等油脂量少喔！

若喜歡吃酥脆口感的吐司，建議可以放入平底鍋中不用油，乾煎加熱也會有酥酥的口感喔。

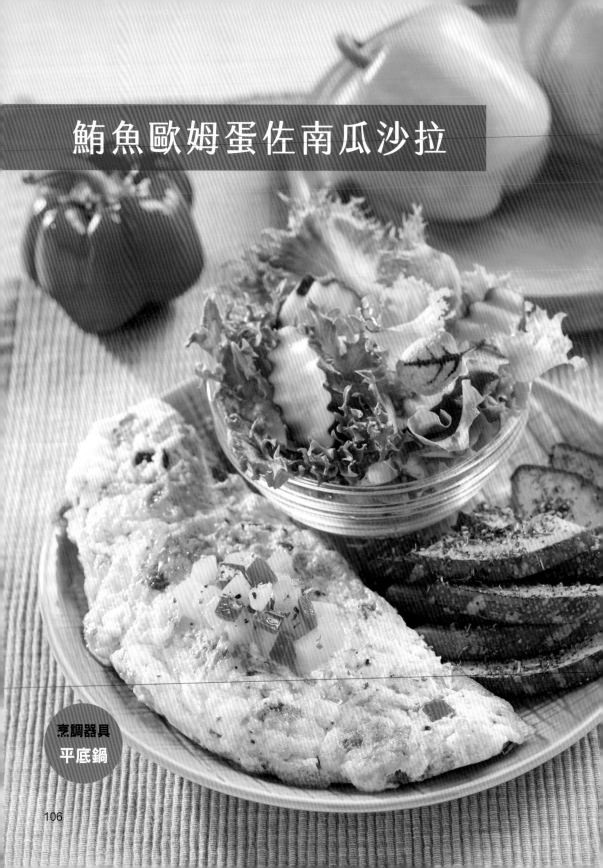

鮪魚歐姆蛋佐南瓜沙拉

烹調器具
平底鍋

烹調器具：平底鍋

材料（1人份）

	●中度低醣	●低醣
水煮鮪魚	30g	45g
雞蛋	3顆	
牛奶	50ml	
甜椒	20g	
小黃瓜	50g	
沙拉葉	50g	
南瓜	180g	110g
橄欖油	15g	20g
義式香料	少許	
鹽	少許	
黑胡椒	少許	

營養分析

中度低醣
熱量：544kcal
含醣量：34.2g
蛋白質：33.3g
脂肪：31.0g
膳食纖維：6.1g

低醣
熱量：553kcal
含醣量：23.9g
蛋白質：35.4g
脂肪：35.9g
膳食纖維：4.3g

作法

鮪魚歐姆蛋

❶ 將甜椒洗淨、切小丁，放入鍋中炒熟後備用。

❷ 將蛋液打均勻，加入炒熟的甜椒、鮮奶及鮪魚。

❸ 平底鍋熱鍋，倒入橄欖油，轉小火，將作法❷的蛋液倒入熱鍋中，將蛋液稍微攪拌，等待凝固後摺疊一半，倒入鍋子邊緣，鍋子微傾斜，將蛋液塑形成長捲狀。

南瓜沙拉

❶ 南瓜洗淨、切小片。

❷ 加熱平底鍋，將南瓜煎熟。

❸ 小黃瓜洗淨、切片。

❹ 將南瓜及沙拉葉擺盤，撒上義式香料、鹽及黑胡椒即可。

營養師小叮嚀：市售歐姆蛋最多會用到5-6顆蛋，熱量及油脂較多，多加蔬菜，像甜椒、洋蔥、洋菇等都很適合，就是一道清爽、高飽足感的料理喔！

歐姆蛋使用的鍋子建議選擇底面較小的，2-3顆雞蛋，建議選擇直徑18公分的鍋子，蛋液的厚度較剛好。

加入鮮奶可增加雞蛋的順滑度，吃起來口感也更加柔軟。

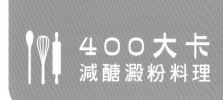

清爽無負擔的減醣澱粉

剛開始嘗試減醣飲食時，可嘗試將白飯加入少量的高纖澱粉或青菜，例如：地瓜飯、胚芽飯、高麗菜飯等。若能習慣高纖維、低GI的澱粉的口感後，可將高纖澱粉的比例提高，直接換成五穀飯、十穀飯、地瓜燕麥飯等，烹調時須注意糙米、五穀的浸泡時間要比較久，就不會有吃起來口感堅硬、不好入口的問題囉！

進入積極低醣飲食的時期時，可選擇外觀與一般米飯、麵條相似的「杏鮑菇飯」、「花椰菜飯」、「蒟蒻飯」、「豆腐麵」、「蒟蒻麵」、「櫛瓜麵」等，不僅有飽足感、醣分量也大幅減少，很適合當作減醣時的澱粉來源喔！

每100公克

品項	熱量 (大卡)	醣量 (公克)	蛋白質 (公克)	脂肪 (公克)	鈉 (毫克)
自製花椰菜飯	19.3	4.5	1.8	0.0	14.4
自製杏鮑菇飯	35.4	8.3	2.8	0.2	2.6
市售蒟蒻飯	250.7	60.4	0.3	0.4	158.7
市售蒟蒻麵	6.4	1.4	0.2	0.0	3
自製櫛瓜麵	11.3	1.8	2.2	0.1	0.4
市售豆腐麵	44.1	5.2	3.8	0	4
市售千張豆腐皮	404	11.1	53.1	16.3	679

（圖3）減醣澱粉熱量、醣量比比看

花椰菜飯

材料（1人份）

	●中度低醣	●低醣
白花椰菜	1顆	

作法

① 白花椰菜洗淨，切成小朵。

② 放入食物調理機，切成細碎狀。

③ 可放入夾鏈袋裝分裝，可分裝為250g 為一包，再放入冷藏或冷凍備用。

④ 要食用時再放入微波爐。

營養師小叮嚀：花椰菜富含抗氧化物吲哚、槲皮素，可降低癌症風險、預防心血管疾病，因外型與米飯類似，因此做為取代白飯的減醣澱粉，注意食物調理機攪打的時間，攪打的時間太短，花椰菜米會太硬，攪打的時間太長，會變成泥狀，口感不像米飯喔！

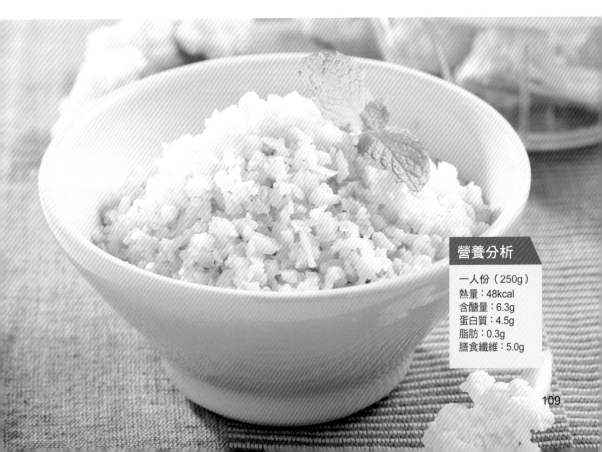

營養分析

一人份（250g）
熱量：48kcal
含醣量：6.3g
蛋白質：4.5g
脂肪：0.3g
膳食纖維：5.0g

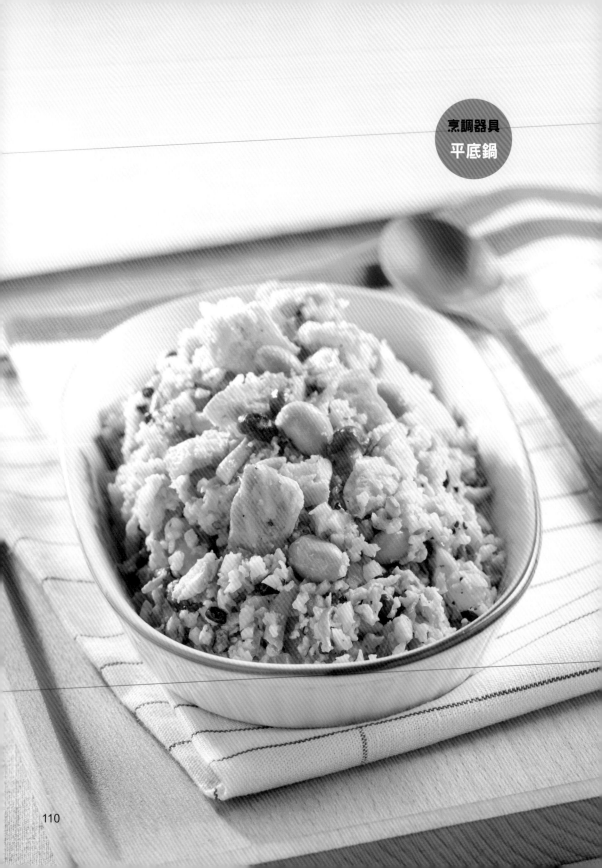

鮭魚花椰菜炒飯

材料（1人份）

	●中度低醣	●低醣
鮭魚	50g	
毛豆	20g	
洋蔥	100g	
鴻喜菇	100g	
雞蛋	1顆	
白花椰菜米	250g	
橄欖油	10g	
鹽	適量	
黑胡椒粒	少許	
米酒	少許	

作法

1. 洋蔥切成丁、鴻喜菇切成丁。

2. 鮭魚以少許米酒去腥後，加熱平底鍋，將鮭魚煎熟後取出，將鮭魚刺拔除及用叉子切成小片。

3. 將雞蛋打勻，加熱平底鍋後，倒入橄欖油，油熱後加入蛋液，煎成半熟後取出。

4. 煮一鍋水，將毛豆川燙。

5. 加熱平底鍋，倒入橄欖油，將鴻喜菇及洋蔥煎成金黃色，再倒入花椰菜米、半熟的雞蛋、川燙好的毛豆、鮭魚碎片。

6. 最後加鹽、黑胡椒粒即可。

營養分析

熱量：376kcal
含醣量：19.9g
蛋白質：29.2g
脂肪：18.9g
膳食纖維：10.3g

營養師小叮嚀：這道料理以花椰菜米取代白飯，熱量少了10倍、醣量少了20倍、膳食纖維質增加了2倍，是相當具有飽足感又低卡、低醣的料理喔！

冷凍過後的花椰菜米口感會較濕軟，建議以中小火，多經幾次的翻炒，讓水分揮發。

杏鮑菇飯

材料（1人份）

	●中度低醣	●低醣
杏鮑菇	200g	

作法

1. 將杏鮑菇洗淨。

2. 放入調理機攪打，攪成細碎狀。

3. 可放入夾鏈袋裝分裝，可裝成200g為一包，再放入冷藏或冷凍備用。

4. 要食用時再放入微波爐。

營養師小叮嚀：杏鮑菇富含多醣體、胺基酸及膳食纖維，具有飽足感、幫助排便，切碎後外型與米飯類似，用以取代一般白飯當作減醣澱粉，需注意菇類的普林值含量較一般蔬菜高，高尿酸者需注意攝取量喔！

杏鮑菇飯可用易拉轉或切碎機，切成小粒狀，若無法一次食用完畢，建議冰冷凍保存。

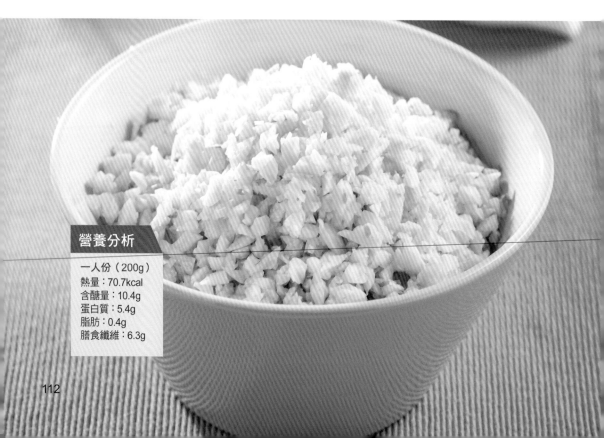

營養分析

一人份（200g）
熱量：70.7kcal
含醣量：10.4g
蛋白質：5.4g
脂肪：0.4g
膳食纖維：6.3g

麻婆豆腐杏鮑菇飯

烹調器具
平底鍋

材料（1人份）

	●中度低醣　●低醣
杏鮑菇飯	200g
傳統豆腐	100g
瘦豬絞肉	60g
豆瓣醬	2小匙
蒜頭	20g
青蔥	20g
太白粉	10g
橄欖油	20g

● 豬肉醃料

五香粉	少許
白胡椒粉	少許
醬油	少許
鹽	少許
米酒	少許

作法

1 豬絞肉以醃料均勻攪拌醃入味。

2 蒜頭切末、蔥切成蔥花、豆腐切成小塊。

3 平底鍋加熱，倒入橄欖油，加入大蒜炒香。

4 將豬絞肉、豆瓣醬放入鍋中拌炒，再加入醬油調味。

5 放入豆腐進去蓋上鍋蓋悶煮。

6 將太白粉與開水調製均勻成白粉水。

7 打開鍋蓋，加入太白粉水，使成稠狀即可。

營養師小叮嚀：市售麻婆豆腐飯，因為調味重很下飯容易使醣分量攝取過量，因此將白飯以杏鮑菇飯取代。

調味的部分避免過多的醬料及過量的勾芡，以少許豆瓣醬、醬油及太白粉勾芡，避免鈉量太高、醣量較高的問題。

營養分析

一人份
熱量：401kcal
含醣量：30.8g
蛋白質：27.8g
脂肪：17.1g
膳食纖維：8.5g

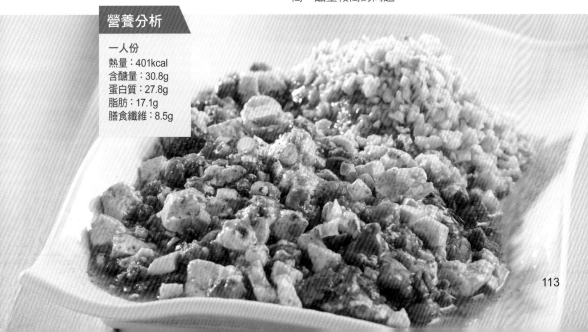

113

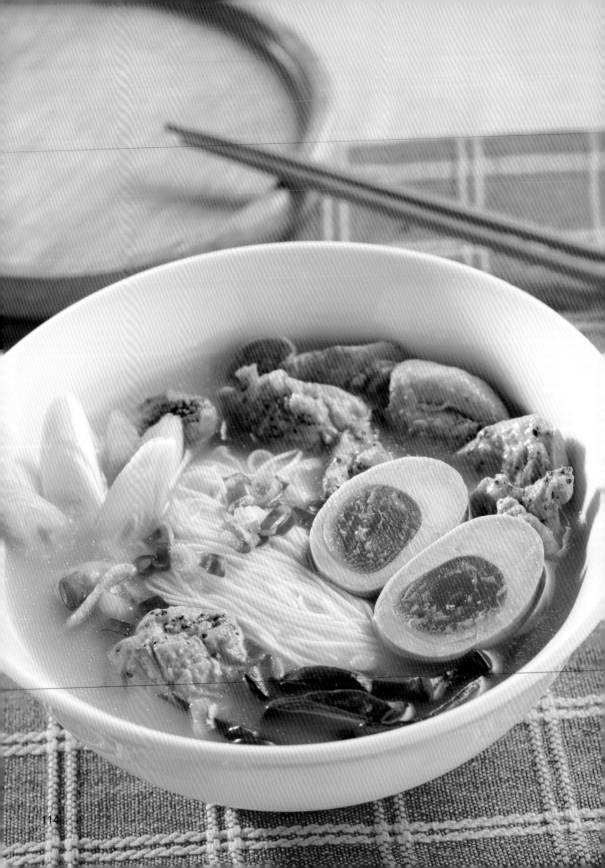

雞肉豆腐湯麵

材料（一人份）

	●中度低醣　●低醣
去骨雞腿排	100g
豆腐麵	200g
溏心蛋	1顆（作法請見第190頁）
無糖豆漿	50ml
黑木耳	30g
洋蔥	30g
青蔥	10g
老薑	5g
蒜頭	10g
蒜苗	10g
橄欖油	5g

● 雞肉醃料

黑胡椒	少許
鹽	適量

作法

1. 雞肉切成適當大小，以醃料醃入味。

2. 蒜頭壓扁去皮、薑切片、洋蔥切絲、蒜苗切段、蔥切成蔥花、黑木耳切絲。

3. 加熱平底鍋，倒入橄欖油，放入雞肉煎成金黃色，再加入洋蔥、薑片、蒜頭，洋蔥炒至軟化，再加入熱水800毫升，燉煮5分鐘，再加入蒜苗、黑木耳絲，持續煮15-20分鐘後，加入鹽、黑胡椒調味。

4. 倒入無糖豆漿，轉小火，煮至沸騰即可。

5. 準備一個湯碗，將蔥花灑上豆腐麵，再將作法 ❹ 的湯底，倒入麵中，再放上雞肉及溏心蛋。

營養師小叮嚀：市售拉麵的麵量多，醣量至少60公克以上，以豆腐麵取代拉麵，可以減少熱量及醣量，且保有麵條的口感，豆腐麵本身為熟食，不需過度烹煮即可食用。

這道料理運用黑木耳增加纖維質及爽脆的口感，也可以改為添加高麗菜，想吃拉麵時不妨試試看這道料理喔！

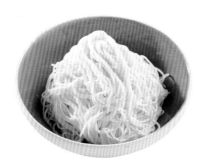

營養分析

一人份
熱量：434kcal
含醣量：18.1g
蛋白質：35.9g
脂肪：21.5g
膳食纖維：4.4g

麻醬蒟蒻冷麵

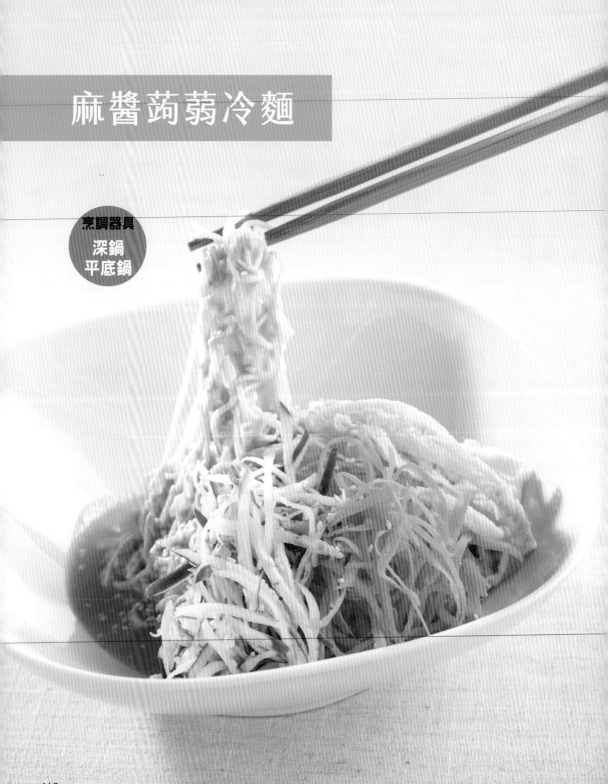

材料（1人份）

	●中度低醣	●低醣
小黃瓜	50g	
胡蘿蔔	30g	
雞蛋	1顆	
橄欖油	5g	
蒟蒻麵	1包（150g）	
鹽	少許	

● 芝麻醬	
白芝麻醬	2大匙（作法請見第60頁）
香油	2小匙
醬油	2小匙

作法

❶ 小黃瓜及胡蘿蔔洗淨以刨絲器切絲。

❷ 雞蛋液打均勻，加入少許鹽。

❸ 加熱平底鍋，倒入橄欖油，將蛋液倒入，煎成蛋皮後再切成絲。

❹ 煮一鍋水，水滾後放入蒟蒻麵，將蒟蒻麵川燙後撈起。

❺ 自製的白芝麻醬，再加上香油、醬油，加入適量的水，攪拌均勻即成為芝麻醬。

❻ 將小黃瓜絲、胡蘿蔔絲、芝麻醬及蒟蒻麵條擺盤即可。

營養師小叮嚀：蒟蒻為取自植物魔芋製成，熱量低、富含水溶性膳食纖維，能增加飽足感幫助排便，但是需增加水量，以免纖維質阻塞。

蒟蒻麵食用前需以熱水川燙過，去除鹼水，蒟蒻麵因纖維質較高，建議三餐中以一餐為限。

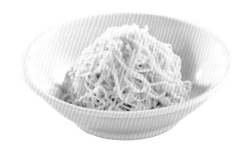

營養分析

熱量：404kcal
含醣量：6.9g
蛋白質：14.7g
脂肪：36.5g
膳食纖維：4.6g

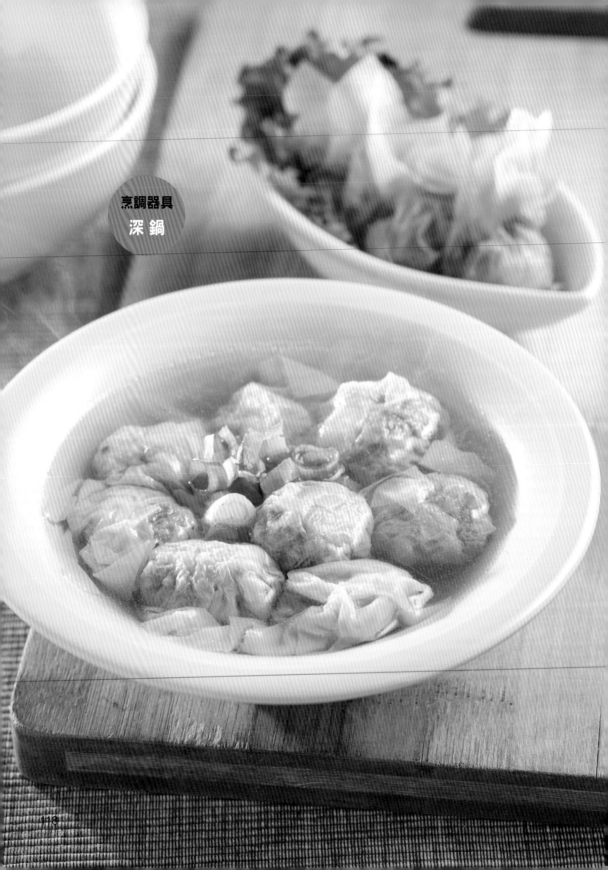

烹調器具
深 鍋

蝦仁千張餛飩餃

材料（1 人份 20 顆）

	● 中度低醣	● 低醣
豬絞肉	60g	
高麗菜	60g	
青蔥	10g	
蝦仁	30g	
千張豆腐皮	3張	

● 調味料	
米酒	少許
醬油	少許
香油	少許
白胡椒粉	少許

作法

1. 高麗菜切碎、加鹽靜置。
2. 蔥切成蔥花。
3. 蝦仁去除腸泥、剖半。
4. 豬絞肉用菜刀再剁一剁，加入蔥花、醬油、香油及白胡椒粉攪拌均勻。
5. 將高麗菜末加入豬絞肉攪拌均勻。
6. 將千張豆腐皮裁切成正方形大小（約20X20 cm）。
7. 豆腐皮中央放入蝦仁豬絞肉餡，再摺疊包起。

營養師 小叮嚀：千張是很薄的豆腐皮，含有植物性蛋白質，主要提供蛋白質，醣量相當低，用來取代餛飩皮、春捲皮。這道餛飩料理在烹煮時，建議額外加入青菜一起烹調，增加纖維質及飽足感喔！

千張豆腐皮本身沒有黏性，建議利用絞肉本身的黏性，使餛飩束口處稍微黏合。

營養分析

熱量：362kcal
含醣量：11.2g
蛋白質：42.4g
脂肪：16.2g
膳食纖維：1.8g

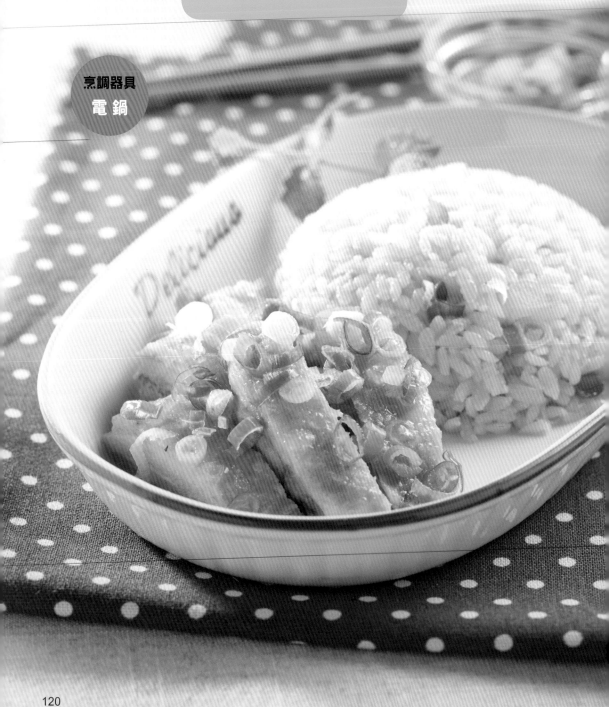

海南雞蒟蒻飯

材料（1 人份）

	中度低醣	低醣
● 蒟蒻米飯		
白米	30g	
蒟蒻米	15g	
● 海南雞		
去骨雞腿	100g	
海南雞飯醬料	10g	
油蔥醬	2大匙（作法請見第60頁）	

作法

1. 雞腿排以海南雞飯醬料醃漬。

2. 白米洗淨後，放入蒟蒻米（蒟蒻米不用洗）與白米混勻，內鍋加水50毫升，再將雞腿排放入電鍋內鍋，加入薑及青蔥，外鍋放1杯水蒸煮。

3. 電鍋跳起後再將雞腿排淋上油蔥醬即可。

營養師小叮嚀：市售蒟蒻米有分兩種，一種為完全用蒟弱製成，另一種為澱粉與蒟蒻重新塑形成米粒狀，兩種的口感及營養成分也大不相同，此道料理為使用第二種的，口感與米飯較相似，因此仍有部分澱粉，仍要注意食用量喔！

此道料理的蔬菜量較少，建議可以額外搭配青菜食用。

海南雞飯醬料包主要原料為雞肉高湯、雞油、生薑、紅蔥頭、香茅、香蘭葉等，主要為富含油脂的調味料。

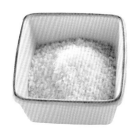

營養分析

一人份
熱量：517kcal
含醣量：35.3g
蛋白質：21.3g
脂肪：28.4g
膳食纖維：8.4g

櫛瓜麵

材料（1人份）

	●中度低醣	●低醣
櫛瓜	200g	

作法

① 櫛瓜洗淨，以蔬果削鉛筆機削成麵條狀。

② 將水分擠乾即可。

營養師小叮嚀：櫛瓜的熱量低、水分多，100公克僅有13大卡，且富含鉀、β-胡蘿蔔素，為利尿、消水腫的食材，因外型細長與麵條相似，所以當作用來取代麵條的減醣澱粉！

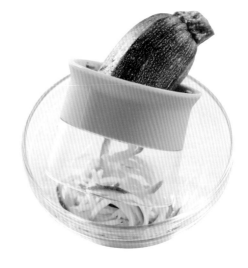

營養分析

一人份（200g）
熱量：23kcal
含醣量：1.7g
蛋白質：4.4g
脂肪：0.1g
膳食纖維：1.9g

烹調器具
電　鍋

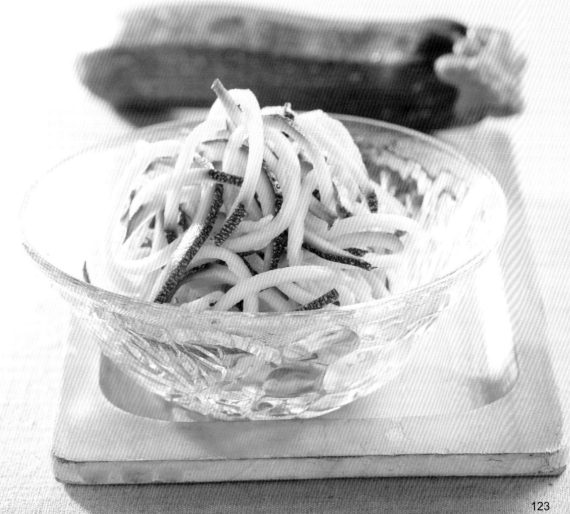

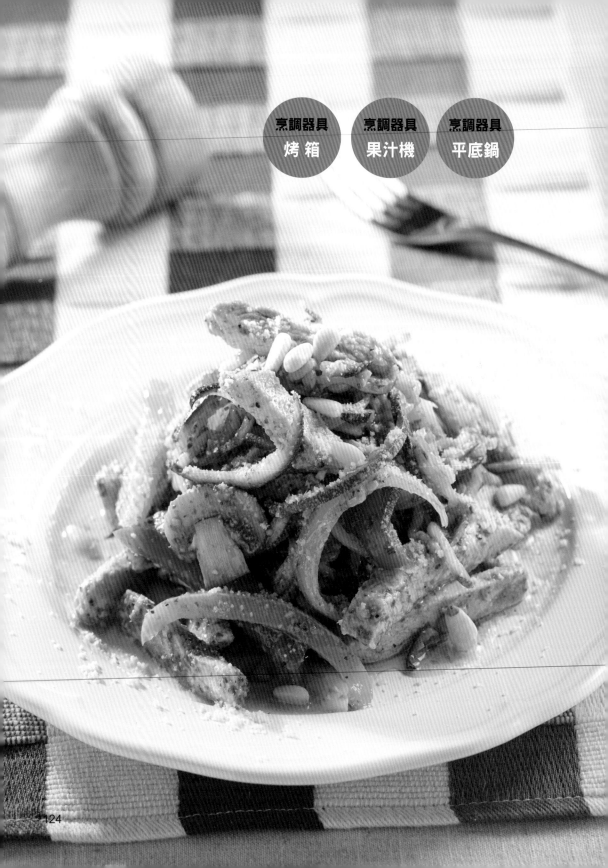

青醬雞肉櫛瓜麵

材料（1 人份）

	●中度低醣	●低醣
櫛瓜麵	200g	
雞胸肉	100g	
洋蔥	30g	
蘑菇	30g	
甜椒	30g	
橄欖油	5g	
大蒜	10g	

● 雞胸肉醃料		
鹽	少許	
黑胡椒	少許	
香蒜粉	少許	

青醬（5 人份）

	●中度低醣	●低醣
松子 （或綜合堅果）	50g	
橄欖油	100g	
九層塔	150g	
蒜頭	50g	
起司粉	50g	
鹽	適量	
黑胡椒	適量	

作法

1. 製作青醬，將松子用烤箱稍微烤過。
2. 九層塔洗淨去除硬梗。
3. 將九層塔、松子、橄欖油、蒜頭放入果汁機攪打，再加入起司粉、鹽、黑胡椒調味。
4. 雞胸肉以醃料醃入味，切成小片。
5. 洋蔥切絲、蘑菇切片、甜椒切成條狀。
6. 加熱平底鍋，倒入橄欖油，再加入大蒜末、洋蔥絲、甜椒絲，再放入雞胸肉煎熟，加入青醬均勻混合。
7. 再將作法❻的青醬雞肉淋在準備好的櫛瓜麵上，均勻攪拌即可。

營養師小叮嚀：青醬需使用橄欖油及堅果，皆為富含不飽和脂肪酸的油脂，且堅果富含維生素E，然而青醬油脂量較多，作法上也可以改為一般清炒。

松子價格較昂貴，也可選擇使用一般堅果製作喔！

青醬可一次大量製作後冰至冷凍，需要時再取出使用。

營養分析

熱量：432kcal
含醣量：13.2g
蛋白質：34.4g
脂肪：26.7g
膳食纖維：6.1g

營養一次滿足的減醣午晚餐

　　成功執行減醣的要領為足夠的青菜及蛋白質！因此午晚餐的餐點首重「足夠青菜」及「高飽足感的蛋白質」，因此在本篇食譜的設計上，每道料理都有豐富的彩虹蔬菜，藉由不同蔬菜提供各種的植化素及足夠的纖維質。

　　每道料理搭配減醣澱粉或高纖好澱粉，就是適合減脂穩糖的一餐囉！

　　大家可依據飲食喜好，選擇不同的蛋白質種類，如：魚及海鮮、雞肉、豬肉、牛肉、蛋及豆腐等，滿足不同族群的口味喜好，讓減醣飲食內容不單調，也可以輕鬆瘦又美味好吃！

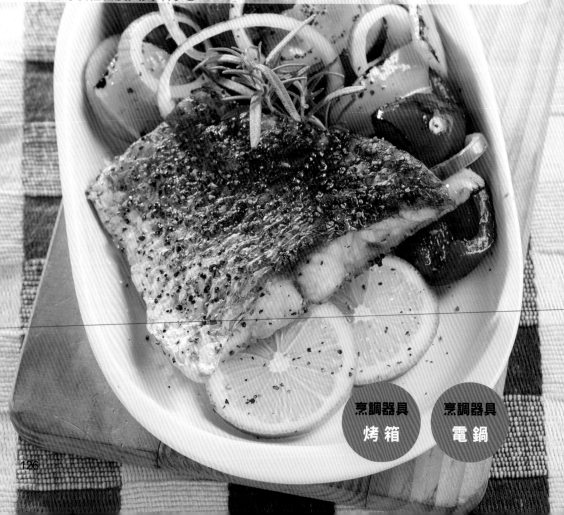

烹調器具
烤箱

烹調器具
電鍋

地中海香料烤魚

材料（1人份）

	●中度低醣	●低醣
鱸魚片		140g
甜椒		180g
紫洋蔥		30g
檸檬汁		20g
橄欖油		10g
義式香料		少許
鹽		少許
黑胡椒		少許
五穀米	40g	X
花椰菜蛋炒飯	X	250g（花椰菜米250g、雞蛋半顆、橄欖油5g）

作法

1. 鱸魚片均勻灑上少許義式香料、鹽、黑胡椒、檸檬汁抹均勻。

2. 紅甜椒、黃甜椒切成塊狀。

3. 紫洋蔥切成圓圈狀。

4. 烤箱預熱200℃。

5. 準備烤箱紙，放上甜椒、洋蔥、鱸魚，淋上橄欖油、撒上義式香料、鹽、黑胡椒、檸檬汁，包起放入烤箱烤30分鐘即可。

搭配五穀米

作法：五穀米浸泡30分鐘，電鍋內鍋放入五穀米40克及水50克，外鍋放1杯水。

花椰菜蛋炒飯

作法：將花椰菜打成米粒狀（作法見p.109），加熱平底鍋，倒入橄欖油將雞蛋液炒熟呈粒狀取出，再放入花椰菜米，炒熟後將炒蛋放回鍋中拌勻。

營養分析

中度低醣	低醣
熱量：399kcal	熱量：389kcal
含醣量：40.2g	含醣量：19.6g
蛋白質：30.2g	蛋白質：34.6g
脂肪：12.1g	脂肪：18.7g
膳食纖維：5.8g	膳食纖維：9.0g

營養師小叮嚀：鱸魚脂肪含量低，且富含維生素A、維生素B群、維生素D，對傷口的癒合有幫助。

此道料理採地中海飲食的作法，加入橄欖油，能幫助脂溶性維生素A及D吸收，營養又有飽足感！

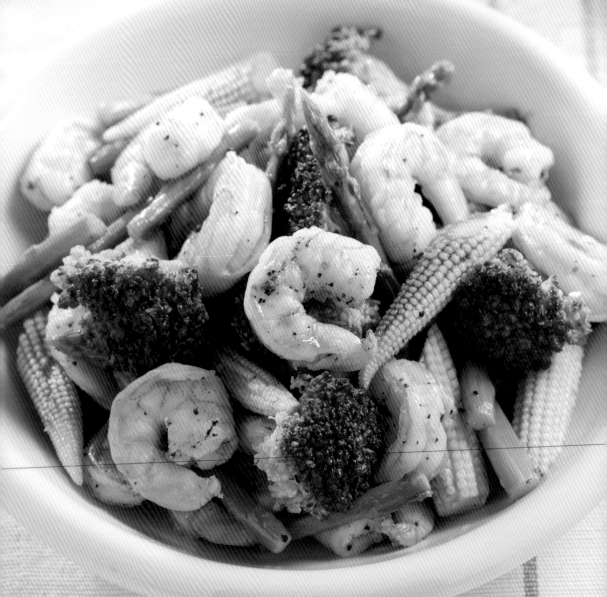

香蒜蝦仁百匯

材料（1人份）

	●中度低醣	●低醣
蝦仁	230g	250g
蘆筍		40g
花椰菜		80g
玉米筍		80g
大蒜		30g
橄欖油		10g
米酒		少許
黑胡椒		少許
鹽		少許
五穀米	40g	X
杏鮑菇飯	X	200g（杏鮑菇200g、橄欖油5g）

作法

1 蝦仁以米酒、鹽、黑胡椒醃入味。

2 蘆筍洗淨切段、花椰菜切小朵、玉米筍切段、大蒜切小片。

3 平底鍋加熱，放入橄欖油，加入大蒜片煎香、再放入蘆筍、花椰菜、玉米筍及蝦仁炒熟，最後加入黑胡椒及鹽調味即可。

搭配五穀米

作法：五穀米浸泡30分鐘，電鍋內鍋放入五穀米40克及水50克，外鍋放1杯水。

杏鮑菇飯

作法：將杏鮑菇打成米粒狀（作法見p.112），加熱平底鍋，倒入橄欖油將杏鮑菇炒熟取出。

營養師小叮嚀：蝦仁為高蛋白、低脂肪的蛋白質食物，只要不食用頭部，就能減少膽固醇攝取。此道料理還有滿滿的植化素，蘆筍富含抗氧化物芸香素、槲皮素，花椰菜富含抗氧化物吲哚、葉黃素，而玉米筍有豐富的維生素A。

營養分析

中度低醣	低醣
熱量：407kcal	熱量：392kcal
含醣量：41.4g	含醣量：24.8g
蛋白質：31.9g	蛋白質：35.8g
脂肪：12.3g	脂肪：16.6g
膳食纖維：7.4g	膳食纖維：11.7g

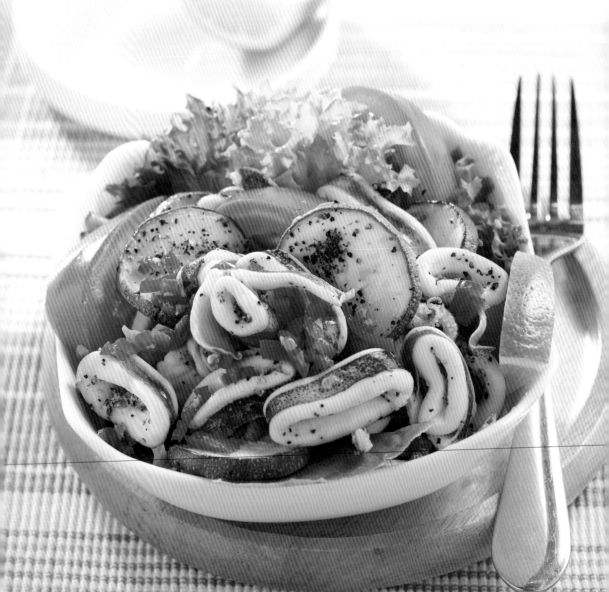

烹調器具
電鍋

烹調器具
烤箱

檸檬中卷沙拉

材料（1人份）

	中度低醣	低醣
中卷	200g	220g
沙拉葉		30g
大番茄		110g
櫛瓜		60g
辣椒		10g
檸檬		20g
橄欖油		10g
鹽		少許
黑胡椒		少許
五穀米	40g	X
花椰菜蛋炒飯	X	250g（花椰菜米250g、雞蛋半顆、橄欖油5g）

作法

1. 中卷洗淨、去除內臟、加入檸檬汁、鹽及黑胡椒醃入味。

2. 大番茄切塊、辣椒切末、櫛瓜切片。

3. 烤箱預熱200℃，放入中卷、櫛瓜烤10-15分鐘。

4. 將沙拉葉、大番茄及烤好的中卷、櫛瓜放入盤中，撒上辣椒末，及淋上檸檬汁及橄欖油即可。

搭配五穀米

作法：五穀米浸泡30分鐘，電鍋內鍋放入五穀米40克及水50克，外鍋放1杯水。

花椰菜蛋炒飯

作法：將花椰菜打成米粒狀（作法見P.109），加熱平底鍋，倒入橄欖油將雞蛋液炒熟呈粒狀取出，再放入花椰菜米，炒熟後將炒蛋放回鍋中拌勻。

營養師小叮嚀：中卷為高蛋白質、低脂肪的海鮮，且富含牛磺酸，對消除疲勞、心臟疾病有助益，只要去除內臟的部分，就能減少上升膽固醇的情形！
此道料理利用檸檬調味可以避免過多鈉量攝取，也有去腥的作用喔！
中卷及櫛瓜也可選擇川燙的方式，最後再淋橄欖油。

營養分析

中度低醣	低醣
熱量：375kcal	熱量：376kcal
含醣量：47.3g	含醣量：28g
蛋白質：26.7g	蛋白質：33.2g
脂肪：13.2g	脂肪：20.30g
膳食纖維：5.1g	膳食纖維：8.2g

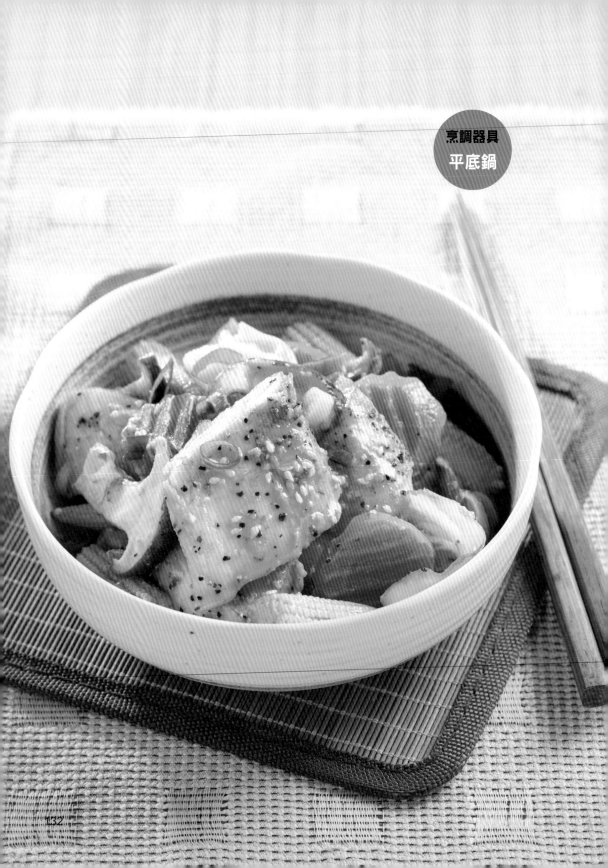

味噌鯛魚煮

材料（1人份）

	中度低醣	低醣
鯛魚	120g	140g
胡蘿蔔		30g
香菇		50g
高麗菜	70g	30g
玉米筍		50g
味噌	20g	30g
橄欖油	5g	10g
鹽		少量
黑胡椒		少許
五穀米	40g	X
豆腐麵	X	200g

作法

① 鯛魚片以少許鹽及黑胡椒醃入味。

② 胡蘿蔔洗淨切片、香菇切小片、高麗菜切段、玉米筍切段。

③ 味噌加少許熱水攪拌均勻。

④ 鍋中放入橄欖油，將鯛魚片煎熟後取出備用，加入少許水，放入胡蘿蔔、香菇、高麗菜、玉米筍以水炒法炒熟後，再將鯛魚片再放入鍋中，淋上味噌醬汁煮至湯汁收乾即可。

搭配五穀米

作法：五穀米浸泡30分鐘，電鍋內鍋放入五穀米40克及水50克，外鍋放1杯水。或加入豆腐麵，變成味噌鯛魚豆腐湯麵。

營養分析

中度低醣
熱量：410kcal
含醣量：43.9g
蛋白質：31.3g
脂肪：11.7g
膳食纖維：7.6g

低醣
熱量：423kcal
含醣量：30.4g
蛋白質：40.1g
脂肪：14.2g
膳食纖維：6.1g

營養師小叮嚀：鯛魚富含維生素B1、維生素B2、菸鹼酸、鈣、鐵，且蛋白質好消化吸收，肉質細緻常用來煮湯、煮粥，此道料理與味噌汁一起同煮，能保持細緻口感又能去腥、增加大豆異黃酮、維生素B12的攝取喔！

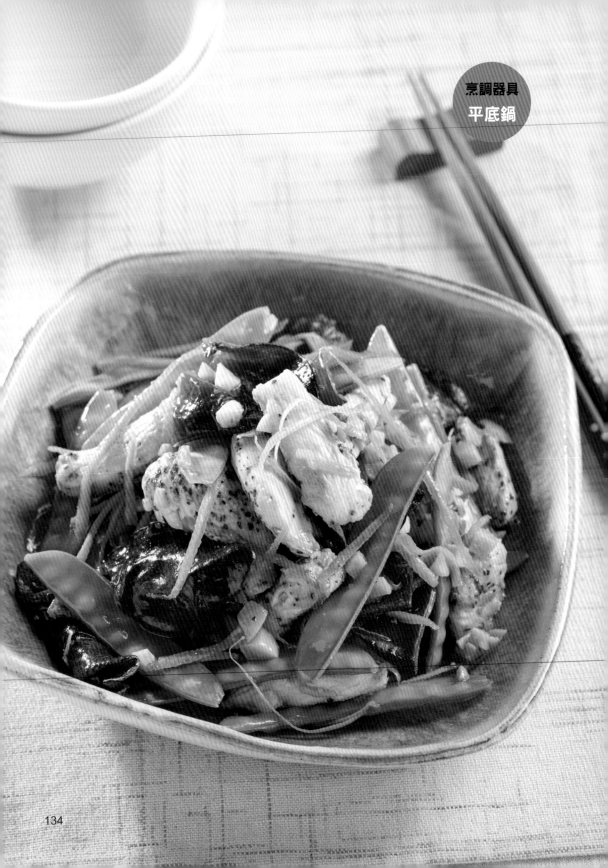

雞柳炒蔬菜百匯

材料（1人份）

	中度低醣	低醣
雞胸肉	100g	140g
甜豌豆		100g
新鮮黑木耳		100g
橄欖油	10g	15g
大蒜	3瓣	
五穀米	40g	X
花椰菜米	X	250g

● 雞胸肉醃料

鹽	適量
黑胡椒	少許

作法

1. 雞胸肉切成雞柳狀，以醃料醃入味。
2. 甜豌豆洗淨、撕去老筋。
3. 黑木耳洗淨、切成小塊。
3. 大蒜切末。
5. 加熱平底鍋，倒入橄欖油，放入雞柳、甜豌豆及木耳炒熟，最後加入鹽及黑胡椒即可。

搭配五穀米

作法：五穀米浸泡30分鐘，電鍋內鍋放入五穀米40克及水50克，外鍋放1杯水。

花椰菜飯

作法：將花椰菜打成米粒狀（作法見P.109），加熱平底鍋，倒入橄欖油將花椰菜米炒熟取出。

營養分析

中度低醣
熱量：403kcal
含醣量：35.6g
蛋白質：30.5g
脂肪：12.4g
膳食纖維：12.5g

低醣
熱量：398kcal
含醣量：14.5g
蛋白質：40.4g
脂肪：16.9g
膳食纖維：15.6g

營養師小叮嚀：甜豌豆富含維生素A、維生素C、維生素B$_2$、菸鹼酸，木耳富含膳食纖維、植物固醇、多醣體，很適合想要減重、保護心血管、增強免疫力者。

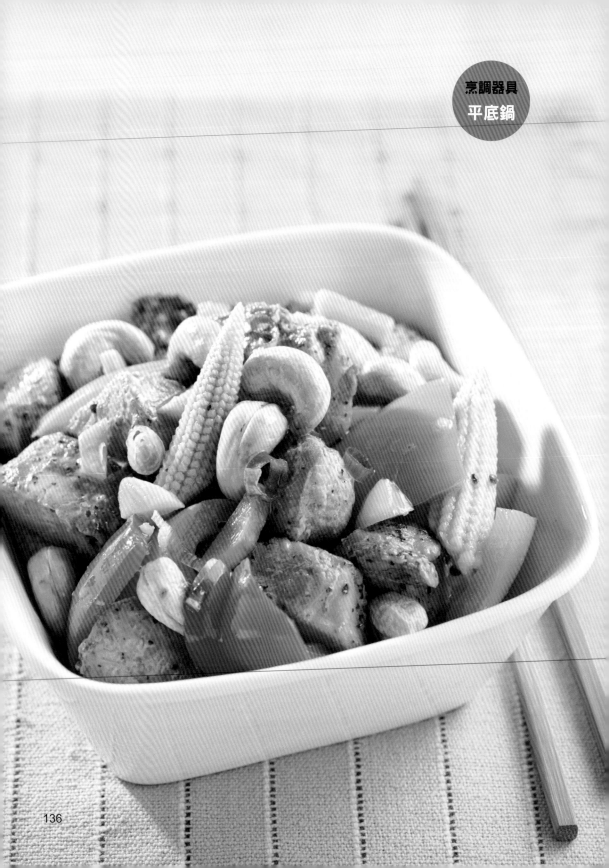

彩虹腰果雞丁

材料（1人份）

	●中度低醣	●低醣
雞胸肉	100g	120g
甜椒	120g	
玉米筍	80g	
腰果	15g	
大蒜	3瓣	
橄欖油	5g	
五穀米	40g	X
杏鮑菇飯	X	200g（杏鮑菇200g、橄欖油5g）

● 雞胸肉醃料

醬油	適量
黑胡椒	少許

作法

1. 雞胸肉切成雞丁，加入醃料：醬油、黑胡椒抓均勻。
2. 甜椒洗淨切成滾刀狀、玉米筍切段。
3. 大蒜切末。
4. 加熱平底鍋，倒入橄欖油，放入大蒜末、雞丁肉、甜椒、玉米筍炒熟，再加入腰果，以鹽及醬油調味即可。

搭配五穀米

作法：五穀米浸泡30分鐘，電鍋內鍋放入五穀米40克及水50克，外鍋放1杯水。

杏鮑菇飯

作法：將杏鮑菇打成米粒狀（作法見P.112），加熱平底鍋，倒入橄欖油將杏鮑菇炒熟。

營養師 小叮嚀：腰果有豐富的鎂、鐵、鋅、維生素E、維生素B1、菸鹼酸，且富含多元不飽和脂肪酸。然而腰果屬於油脂類，熱量不低，一湯匙約有45大卡，需酌量使用。
甜椒富含維生素A及類胡蘿蔔素，建議以油炒過後，更能幫助吸收喔！

營養分析

中度低醣	低醣
熱量：436kcal	熱量：432kcal
含醣量：41.8g	含醣量：25.0g
蛋白質：32.1g	蛋白質：38.5g
脂肪：14.6g	脂肪：19.0g
膳食纖維：7.1g	膳食纖維：11.4g

牡蠣豆腐味噌煮

烹調器具
平底鍋

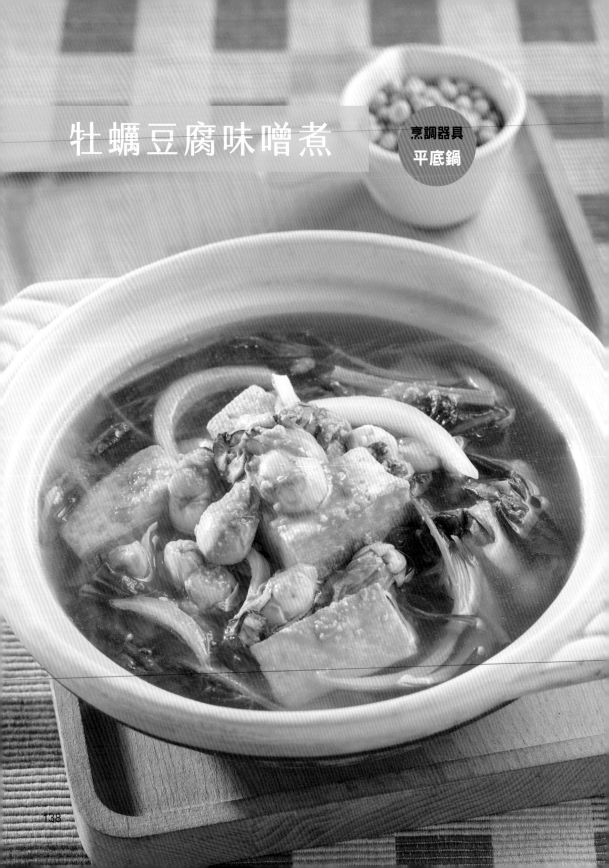

材料（1人份）

	●中度低醣	●低醣
牡蠣	120g	
豆腐	160g	
洋蔥	50g	
菠菜	100g	
味噌	10g	
青蔥	5g	
橄欖油	5g	
蒟蒻米飯	30g（白米20g、蒟蒻米10g）	X
花椰菜蛋炒飯	X	250g（花椰菜米250g、雞蛋半顆、橄欖油5g）

營養分析

中度低醣
熱量：413kcal
含醣量：41.8g
蛋白質：30.1g
脂肪：13.3g
膳食纖維：3.5g

低醣
熱量：434kcal
含醣量：28.2g
蛋白質：36.6g
脂肪：20.9g
膳食纖維：9.2g

作法

① 牡蠣洗淨泡鹽水、豆腐切成跟牡蠣差不多大小。

② 蔥斜切、蔥白跟蔥綠分開、洋蔥切絲、菠菜洗淨切段。

③ 味噌溶於水備用。

④ 平底鍋加熱，倒入橄欖油，將洋蔥炒香後放入蔥白，放入豆腐煎成金黃。

⑤ 將味噌加入鍋中，最後放入菠菜及牡蠣、撒上蔥綠即可。

蒟蒻米飯

作法：將白米洗淨後與蒟蒻米混合，放入電鍋內鍋，內鍋加水45毫升，外鍋一杯水（作法見p118）。

花椰菜蛋炒飯

作法：將花椰菜打成米粒狀（作法見p109），加熱平底鍋，倒入橄欖油將雞蛋液炒熟呈粒狀取出，再放入花椰菜米，炒熟後將炒蛋放回鍋中拌勻。

營養師小叮嚀：牡蠣有高蛋白、低脂肪的特點，富含鋅、鎂、鐵、碘、維生素B2、維生素B12、菸鹼酸、牛磺酸及多種胺基酸，有海中牛奶之稱。有些人擔心牡蠣的膽固醇含量較高，其實牡蠣生膽固醇指數很低，不用擔心升膽固醇的問題喔！
烹煮時因為菠菜煮久容易變色、牡蠣容易縮水，所以最後放入即可。

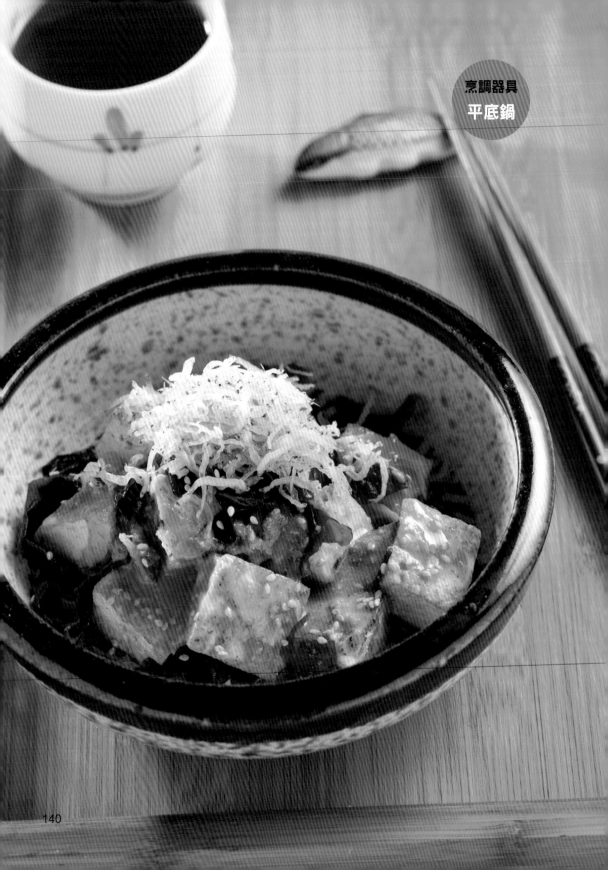

胡麻吻仔魚豆腐

材料（1人份）

	●中度低醣	●低醣
傳統豆腐	180g	200g
吻仔魚	30g	
海帶芽	40g（乾海帶芽5g）	
胡麻醬	20g	
橄欖油	5g	
五穀米飯	40g	X
花椰菜蛋炒飯	X	250g（花椰菜米250g、雞蛋半顆、橄欖油5g）

作法

① 將豆腐煎成金黃色，剩下的油脂再繼續炒香吻仔魚。

② 將海帶芽泡軟後擠乾水分，放上煎好的豆腐及吻仔魚。

③ 最後淋上胡麻醬。

搭配五穀米

作法：五穀米浸泡30分鐘，電鍋內鍋放入五穀米40克及水50克，外鍋放1杯水。

花椰菜蛋炒飯

作法：將花椰菜打成米粒狀（作法見p109），加熱平底鍋，倒入橄欖油將雞蛋液炒熟呈粒狀取出，再放入花椰菜米，炒熟後將炒蛋放回鍋中拌勻。

營養分析

中度低醣
熱量：414kcal
含醣量：40.0g
蛋白質：21.7g
脂肪：17.8g
膳食纖維：5.2g

低醣
熱量：431kcal
含醣量：20.9g
蛋白質：28.6g
脂肪：25.4g
膳食纖維：8.6g

營養師小叮嚀：海藻富含纖維質、多醣體、礦物質，具有「神仙菜」的美名，藻類的多醣體具有穩定血糖、改善免疫系統的效果，礦物質碘為甲狀腺的原料，可預防甲狀腺腫大。

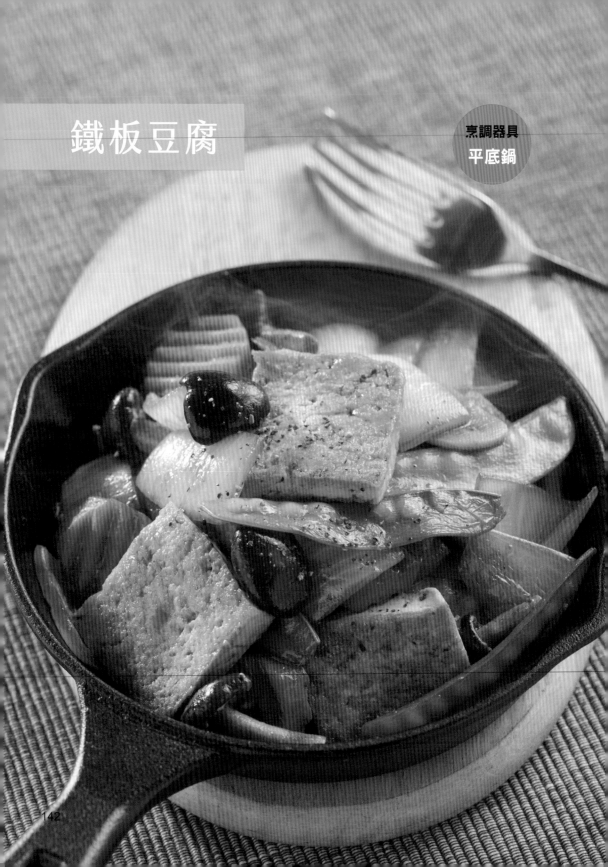

鐵板豆腐

烹調器具
平底鍋

材料（1人份）

	●中度低醣	●低醣
洋蔥	100g	50g
柳松菇	50g	70g
胡蘿蔔	20g	
甜豌豆	50g	80g
傳統豆腐	150g	200g
大蒜	5g	
橄欖油	10g	
醬油	少許	
蠔油	少許	
花椰菜蛋炒飯	250g（花椰菜米250g、雞蛋半顆、橄欖油5g）	

作法

❶ 大蒜切片、豆腐切塊、洋蔥切塊、胡蘿蔔切片、柳松菇去除蒂頭。

❷ 加熱平底鍋，倒入橄欖油，再放入豆腐煎成金黃色後取出備用。

❸ 用餘油炒香大蒜、胡蘿蔔、甜豌豆及柳松菇，加入少許開水、醬油及蠔油，再將豆腐放回鍋中即可。

花椰菜蛋炒飯

作法：將花椰菜打成米粒狀（作法見P.109），加熱平底鍋，倒入橄欖油將雞蛋液炒熟呈粒狀取出，再放入花椰菜米，炒熟後將炒蛋放回鍋中拌勻。

營養師小叮嚀：此道料理許多人會選擇用雞蛋豆腐，跟傳統豆腐相比，雞蛋豆腐的鹽分較多，高血壓患者需要多注意；營養師將板豆腐切成薄片，兩面煎成金黃色，也會有與雞蛋豆腐相似的外觀喔！而且大大減少鈉量與油脂量。

此道料理因為醬汁：醬油、蠔油等，含有糖分，因此本道料理的低醣食譜，不需攝取額外的澱粉囉！

營養分析

中度低醣	低醣
熱量：404kcal	熱量：404kcal
含醣量：32.7g	含醣量：26.8g
蛋白質：26.2g	蛋白質：23.7g
脂肪：18.2g	脂肪：22.3g
膳食纖維：10.1g	膳食纖維：5.7g

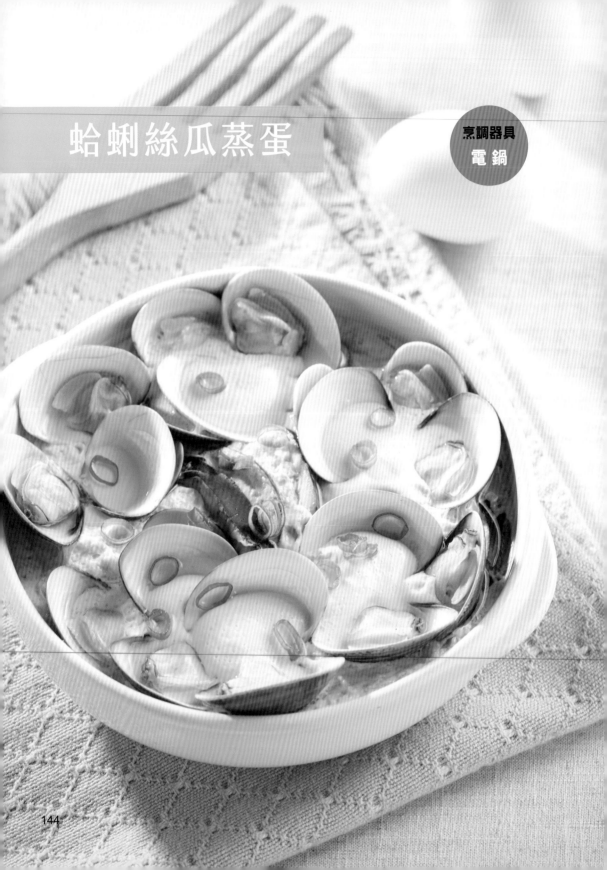

蛤蜊絲瓜蒸蛋

材料（1人份）

	● 中度低醣	● 低醣
雞蛋	3顆	
蛤蜊（帶殼）	160g	
香菇	30g	
絲瓜（去皮）	60g	
鹽	少許	
五穀米飯	40g	X
花椰菜蛋炒飯	X	250g（花椰菜米250g、雞蛋半顆、橄欖油5g）

作法

① 將蛤蜊以電鍋外鍋半杯水蒸熟，取出蛤蜊湯汁備用。

② 絲瓜洗淨去皮切片、香菇切片。

③ 將蛋液打散，加入少許鹽調味。

④ 準備蛤蜊湯汁：加水至與蛋液相等的量。

⑤ 將絲瓜與香菇堆疊入碗中，將蛤蜊放最上層，再倒入過篩的蛋液，電鍋外鍋放一杯水，等待電鍋跳起即可。

搭配五穀米

作法：五穀米浸泡30分鐘，電鍋內鍋放入五穀米40克及水50克，外鍋放1杯水。

花椰菜蛋炒飯

作法：將花椰菜打成米粒狀（作法見P.109），加熱平底鍋，倒入橄欖油將雞蛋液炒熟呈粒狀取出，再放入花椰菜米，炒熟後將炒蛋放回鍋中拌勻。

營養師小叮嚀：蛤蜊低脂肪、高蛋白，100克僅37大卡，適合減脂期食用，富含維生素B12、鈣質及牛磺酸；牛磺酸可以促進膽汁合成，有助於膽固醇代謝，以及有提神抗焦慮的功能，蛤蜊的普林量較高，急性痛風發作期，暫時不宜攝取喔！

此道料理為了讓蛤蜊在淋上蛋液後能露出，建議選擇較淺的盤子，電鍋蒸煮時，可使用筷子留一道縫隙，避免蒸氣造成蒸蛋表面有孔洞喔！

此道料理的青菜量較少，建議可額外再搭配青菜吃。

營養分析

中度低醣	低醣
熱量：412kcal	熱量：403kcal
含醣量：36.0g	含醣量：19.7g
蛋白質：31.1g	蛋白質：32.1g
脂肪：16.2g	脂肪：20.4g
膳食纖維：4.7g	膳食纖維：12.0g

波特菇烤蛋沙拉

烹調器具
平底鍋

烹調器具
烤箱

材料（1人份）

	●中度低醣	●低醣
波特菇	70g（1個大的）	
雞蛋	1顆	
甜椒	20g	
洋蔥	10g	
乳酪絲	10g	
沙拉葉	20g	
大番茄	100g	
橄欖油	5g	
五穀米飯	40g	X
杏鮑菇飯	X	200g（杏鮑菇200g、橄欖油5g）

● 油醋醬

橄欖油	10g
巴薩米克醋	3g
鹽	少許
黑胡椒	少許

營養分析

中度低醣	低醣
熱量：436kcal	熱量：408kcal
含醣量：38.8g	含醣量：21.1g
蛋白質：16.3g	蛋白質：18.2g
脂肪：23.7g	脂肪：28.0g
膳食纖維：5.0g	膳食纖維：9.1g

作法

1. 波特菇洗淨、去除蒂頭、擦乾。

2. 甜椒切成丁狀、洋蔥切成丁狀、大番茄切成滾刀塊。

3. 蛋液打勻備用。

4. 加熱平底鍋，炒香甜椒及洋蔥，加鹽及胡椒調味，先取出備用。

5. 將波特菇放入鍋內，以小火煎，再將甜椒、洋蔥放入鍋內。

6. 撒上乳酪絲，再加雞蛋打在波特菇上，撒上鹽及胡椒。

7. 烤箱預熱200℃，將波特菇放入烤箱，烤20分鐘。

8. 製作油醋醬，將橄欖油、巴薩米克醋及鹽跟胡椒均勻攪拌。

9. 沙拉葉、大番茄擺盤，最後淋上油醋醬。

搭配五穀米

作法：五穀米浸泡30分鐘，電鍋內鍋放入五穀米40克及水50克，外鍋放1杯水。

杏鮑菇飯

作法：將杏鮑菇打成米粒狀（作法見P.109），加熱平底鍋，倒入橄欖油將杏鮑菇炒熟。

營養師小叮嚀：波特菇與蘑菇同屬，體型較大，口感多汁，熱量低，一個（100公克）僅約20大卡，富含纖維質、維生素B6，及微量元素硒、銅等，具有抗氧化、免疫力調節的作用。

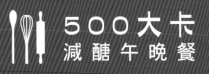
烹調器具
電 鍋

烹調器具
平底鍋

營養分析

中度低醣	低醣
熱量：508kcal	熱量：478kcal
含醣量：46.0g	含醣量：32.3g
蛋白質：39.6g	蛋白質：36.7g
脂肪：16.9g	脂肪：19.6g
膳食纖維：6.9g	膳食纖維：8.9g

奶油鮭魚鴻喜菇

材料（1 人份）

	●中度低醣	●低醣
鮭魚	120g	
鴻喜菇	150g	
洋蔥	30g	
蒜頭	20g	
奶油	10g	15g
鹽	少許	
黑胡椒	少許	
五穀米飯	40g	X
蒟蒻米飯	X	30g（白米20g、蒟蒻米10g）

作法

1. 將鮭魚洗淨後切片、將刺挑出來，再擦乾備用。

2. 鴻喜菇切除底部、剝成條狀、洋蔥切成絲、蒜頭切片。

3. 加熱平底鍋，放入奶油溶化後，再放入鮭魚，皮面朝下煎熟盛起。

4. 同一個平底鍋繼續放入大蒜、洋蔥炒香，再放入鴻喜菇炒熟，以鹽、黑胡椒調味即可。

搭配五穀米

作法：五穀米浸泡30分鐘，電鍋內鍋放入五穀米40克及水50克，外鍋放1杯水。

蒟蒻米飯

作法：將白米洗淨後與蒟蒻米混合，放入電鍋內鍋，內鍋加水30毫升，外鍋一杯水。

營養師小叮嚀：鮭魚為ω-3脂肪酸EPA、DHA相當多的魚類，且汞含量相較於大型魚類如鮪魚等少，為預防心血管疾病、失智的好食物，建議每週可吃三次以上魚類。
菇類富含鉀及膳食纖維，此道料理的鉀含量相當高，很適合高血壓者食用。

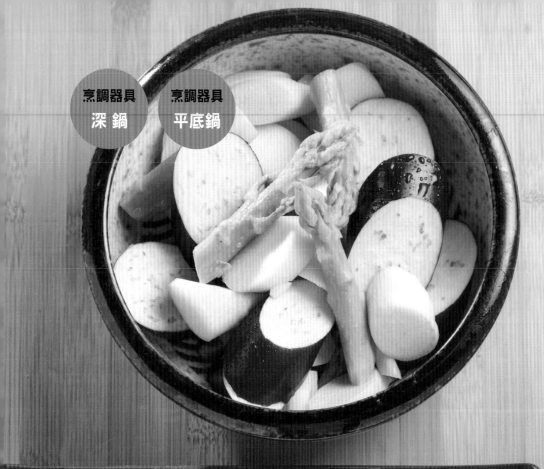

烹調器具
深鍋

烹調器具
平底鍋

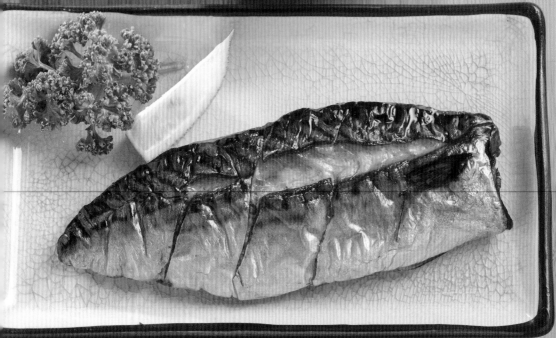

150

鹽烤鯖魚佐蔬菜

材料（1人份）

	●中度低醣	●低醣
鯖魚	80g	100g
筊白筍	80g	
茄子	60g	
蘆筍	60g	
橄欖油	5g	
鹽	少許	
黑胡椒	少許	
五穀米	45g	X
杏鮑菇飯	X	200g（杏鮑菇200g、橄欖油5g）

作法

1. 筊白筍洗淨切段、茄子切片、蘆筍切段。

2. 煮一鍋水，水滾後放入筊白筍、茄子及蘆筍燙熟。

3. 以平底鍋加熱後，放入鯖魚煎熟，以筊白筍、茄子、蘆筍擺盤，再撒上鹽、黑胡椒，烤20分鐘即可。

搭配五穀米

作法：五穀米浸泡30分鐘，電鍋內鍋放入五穀米50克及水60克，外鍋放1杯水。

杏鮑菇飯

作法：將杏鮑菇打成米粒狀（作法見P.112），加熱平底鍋，倒入橄欖油將杏鮑菇炒熟取出。

營養師小叮嚀：鯖魚的油脂相當豐富，油脂種類為ω-3不飽和脂肪酸EPA、DHA，為對心血管有助益的好油，因油脂量已足夠，因此此道料理不需額外用油。
再搭配豐富的蔬菜類解油膩，筊白筍富含維生素C、茄子富含花青素、蘆筍富含檞皮素。
此道料理的蔬菜除了原本川燙的方式，也可選擇用烤的烹調方式。

營養分析

中度低醣	低醣
熱量：526kcal	熱量：526kcal
含醣量：35.3g	含醣量：15.1g
蛋白質：18.6g	蛋白質：21.5g
脂肪：33.1g	脂肪：41.2g
膳食纖維：6.0g	膳食纖維：10.0g

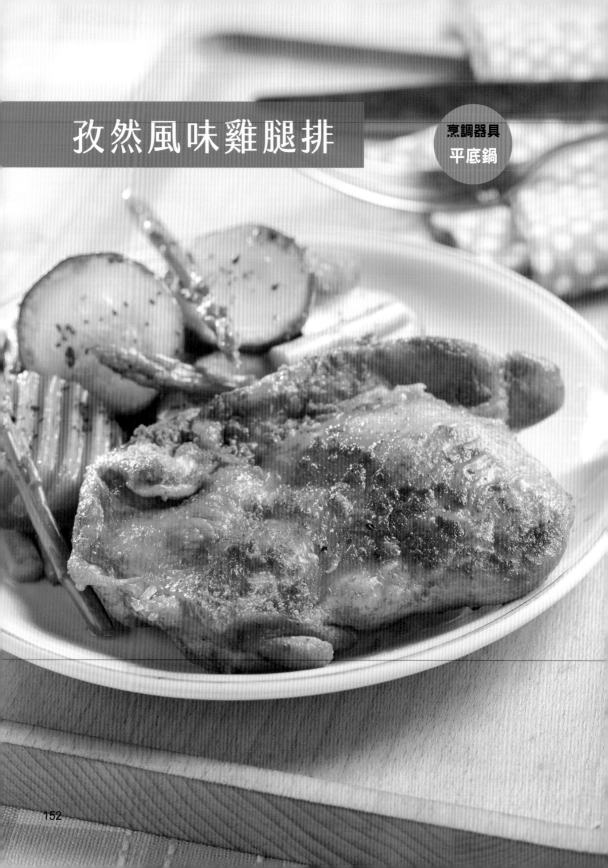

孜然風味雞腿排

烹調器具
平底鍋

材料（1人份）

	●中度低醣	●低醣
去骨雞腿排	180g	200g
蘆筍	40g	
玉米筍	40g	
櫛瓜	80g	
胡蘿蔔	40g	
橄欖油	5g	
五穀米	40g	X
花椰菜米	X	250g（花椰菜米250g、橄欖油5g）

● 雞腿排醃料	
大蒜	少許
孜然粉	少許
鹽	少許

作法

① 雞腿排以醃料均勻塗抹，醃一個晚上。

② 櫛瓜洗淨切片、胡蘿蔔洗淨切片、蘆筍洗淨切段、玉米筍切段。

③ 平底鍋加熱，放入雞腿排，皮面朝下，兩面煎至金黃色。

④ 放入櫛瓜、蘆筍、玉米筍及胡蘿蔔煎熟，再撒上鹽及孜然粉。

搭配五穀米

作法：五穀米浸泡30分鐘，電鍋內鍋放入五穀米40克及水50克，外鍋放1杯水。

花椰菜飯

作法：將花椰菜打成米粒狀（作法見P.109），加熱平底鍋，倒入橄欖油將花椰菜米炒熟取出。

營養分析

中度低醣
熱量：526kcal
含醣量：31.8g
蛋白質：39.3g
脂肪：25.2g
膳食纖維：4.5g

低醣
熱量：513kcal
含醣量：10.6g
蛋白質：43.9g
脂肪：31.5g
膳食纖維：7.7g

營養師小叮嚀：孜然粉是由茴香、八角、桂皮等香料研磨製成，具有醒腦、袪寒、健胃等功效，適合容易手腳冰冷、腸胃不佳者，孜然粉也幫助可以去除肉的腥味、增進食慾、殺菌防腐延長肉的保存期限！

櫛瓜、蘆筍、玉米筍及胡蘿蔔也可以用水煮的，減少用油量喔！

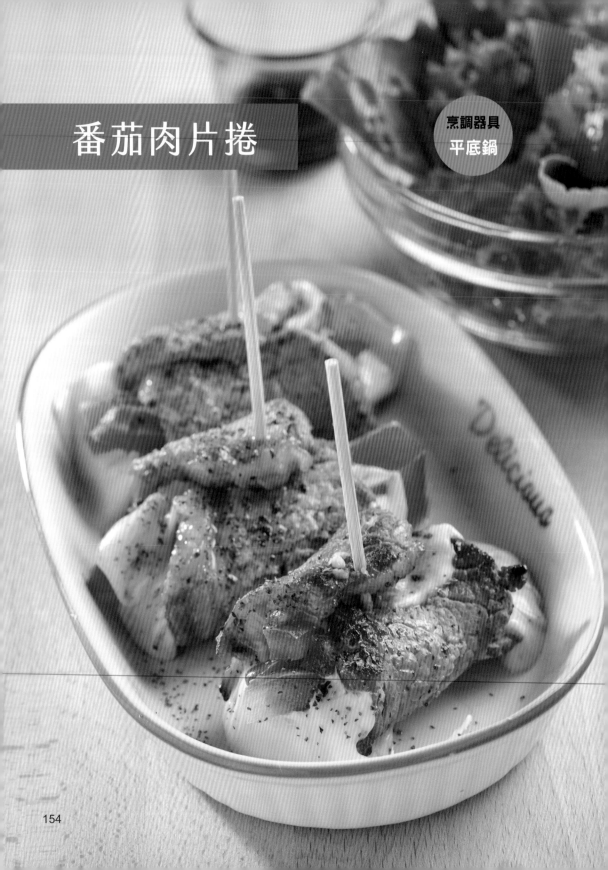

番茄肉片捲

材料（1 人份）

	●中度低醣	●低醣
豬里肌肉片	90g	100g
大番茄	40g	
起司片	60g	
生菜葉	80g	
橄欖油	2g	
蒟蒻米飯	40g（白米30g、蒟蒻米10g）	X
杏鮑菇飯	X	200g（杏鮑菇200g、橄欖油5g）

● 油醋醬

橄欖油	3g
巴薩米克醋	2g

● 里肌肉醃料

鹽	少許
黑胡椒	少許
醬油	少許

營養分析

中度低醣
熱量：542kcal
含醣量：36.6g
蛋白質：33.4g
脂肪：26.1g
膳食纖維：5.8g

低醣
熱量：535kcal
含醣量：19.0g
蛋白質：36.7g
脂肪：32.7g
膳食纖維：7.6g

作法

1. 豬里肌肉片以醃料醃入味。
2. 大番茄洗淨切片。
3. 以豬里肌肉片將以大番茄及起司片包起。
4. 加熱平底鍋，放入橄欖油，將肉片捲的接縫處朝下，入鍋後滾動煎熟。
5. 將番茄肉片捲擺盤，最後撒上鹽及黑胡椒粒。
6. 將生菜葉淋上橄欖油及巴薩米克醋。

蒟蒻米飯

作法：將白米洗淨後與蒟蒻米混合，放入電鍋內鍋，內鍋加水45毫升，外鍋一杯水。

杏鮑菇米

作法：將杏鮑菇打成米粒狀（作法見P.112），加熱平底鍋，倒入橄欖油將杏鮑菇炒熟。

營養師小叮嚀：番茄有豐富的營養價值，含有維生素A、C、K及多種植化素如：茄紅素、檞皮素等，研究發現茄紅素可降低壞膽固醇、降低前列腺癌的風險，而番茄中的茄紅素為脂溶性，加入油脂後，有助於釋放這些營養素，加速被人體吸收喔！

里肌肉片選擇較薄的、形狀偏長條型的，較能將食材包覆。

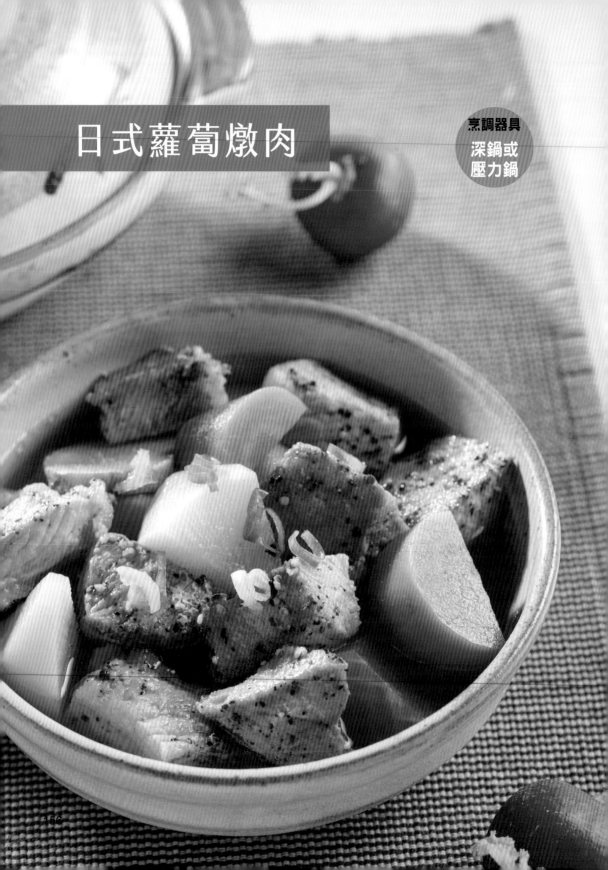

日式蘿蔔燉肉

烹調器具
深鍋或
壓力鍋

材料（1人份）

	●中度低醣	●低醣
豬里肌肉	120g	130g
白蘿蔔	100g	
胡蘿蔔	100g	
薑片	10g	
五穀米飯	40g	X
花椰菜蛋炒飯	X	250g（花椰菜米250g、雞蛋半顆、橄欖油5g）

● 日式燉肉醬汁

醬油	20g
味醂	10g
米酒或清酒	1大匙
昆布高湯	

● 昆布高湯

乾昆布	6g
開水	500毫升

● 里肌肉醃料

鹽	少許
黑胡椒	少許

營養分析

中度低醣
熱量：494kcal
含醣量：46.2g
蛋白質：30.5g
脂肪：18.7g
膳食纖維：7.4g

低醣
熱量：506kcal
含醣量：25.6g
蛋白質：36.8g
脂肪：26.8g
膳食纖維：10.6g

作法

1. 將乾昆布放入保鮮盒中，加入開水 600毫升，冷藏浸泡一個晚上。

2. 豬里肌肉切塊，以醃料醃入味。

3. 準備一個鍋子，倒入昆布水加熱，煮沸後取出昆布備用。

4. 另外以一個深鍋（或壓力鍋），倒入橄欖油，將豬里肌肉煎呈黃金色後，加入日式燉肉醬汁：醬油、味醂及清酒，再倒入昆布水。

5. 鍋中放上薑片，燉煮30分鐘即可。

搭配五穀米

作法：五穀米浸泡30分鐘，電鍋內鍋放入五穀米40克及水50克，外鍋放1杯水。

花椰菜蛋炒飯

作法：將花椰菜打成米粒狀（作法見P.109），加熱平底鍋，倒入橄欖油將雞蛋液炒熟呈粒狀取出，再放入花椰菜米，炒熟後將炒蛋放回鍋中拌勻。

營養師小叮嚀：白蘿蔔與胡蘿蔔外觀相似，其實分屬不同種，白蘿蔔屬於十字花科，胡蘿蔔則是繖形花科的植物，白蘿蔔含有類黃酮素、含硫配糖體，是抗癌聖品。胡蘿蔔豐富的β-胡蘿蔔素是護眼法寶富含膳食纖維，兩個都有豐富的營養價值！

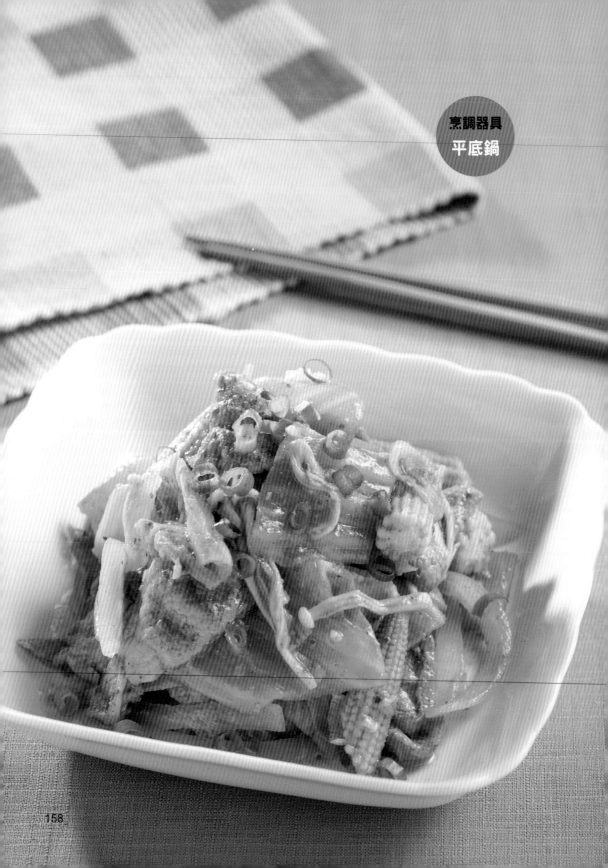

韓式泡菜炒豬肉

材料（1人份）

	●中度低醣	●低醣
豬里肌肉片	120g	
洋蔥	50g	
玉米筍	50g	
金針菇	50g	
韓式泡菜	50g	
橄欖油	5g	10g
五穀米飯	40g	X
花椰菜蛋炒飯	X	250g（花椰菜米250g、雞蛋半顆、橄欖油5g）

作法

1. 將豬里肌肉切成適當大小，以泡菜醬汁醃入味。

2. 洋蔥切成絲狀、玉米筍切成段狀、金針菇去除蒂部。

3. 加熱平底鍋，倒入橄欖油，放入洋蔥絲炒至透明狀。

4. 加入豬肉片炒至半熟，再放入玉米筍、金針菇即可。

搭配五穀米

作法：五穀米浸泡30分鐘，電鍋內鍋放入五穀米40克及水50克，外鍋放1杯水。

花椰菜蛋炒飯

作法：將花椰菜打成米粒狀（作法見P.109），加熱平底鍋，倒入橄欖油將雞蛋液炒熟呈粒狀取出，再放入花椰菜米，炒熟後將炒蛋放回鍋中拌勻。

營養師小叮嚀：泡菜富含維生素A、維生素C、維生素A、維生素B$_6$、葉酸等營養素，且含辣椒粉，有助於促進新陳代謝，且為發酵食品，含有乳酸菌，可抑制腸道壞菌，維持腸道菌叢，而在醃漬過程，會加入糖醃漬，因此在挑選時需注意醣量，可選擇含糖量較少者。

營養分析

中度低醣
熱量：502kcal
含醣量：37.2g
蛋白質：30.5g
脂肪：23.9g
膳食纖維：6.4g

低醣
熱量：536kcal
含醣量：16.6g
蛋白質：34.9g
脂肪：35.5g
膳食纖維：9.5g

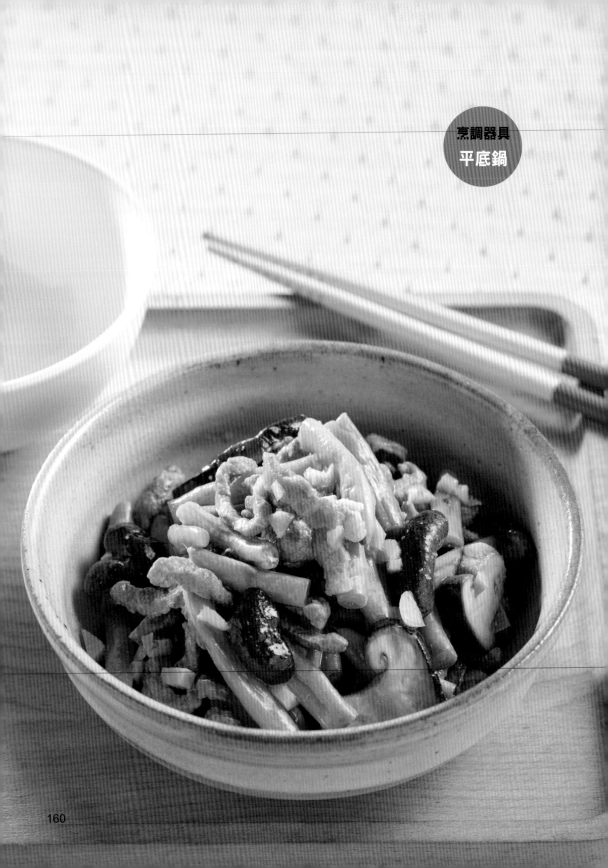

肉絲炒香菇四季豆

材料（1人份）

	●中度低醣	●低醣
豬里肌肉絲	120g	130g
香菇	80g	
四季豆	80g	
胡蘿蔔	40g	
橄欖油	5g	
大蒜	10g	
五穀米飯	40g	X
杏鮑菇飯	X	200g（杏鮑菇200g、橄欖油5g）

● 豬里肌肉醃料	
醬油	少許
鹽	少許

作法

① 豬里肌肉絲以醃料醃入味。

② 香菇洗淨切片、四季豆去除老絲後切斷、胡蘿蔔去皮切成絲、蒜頭切末。

③ 平底鍋加熱，倒入橄欖油，加入蒜末、豬肉絲，半熟後加入四季豆、胡蘿蔔、香菇片，在炒時可以淋少許水保持濕潤，最後撒上鹽調味即可。

搭配五穀米

作法：五穀米浸泡30分鐘，電鍋內鍋放入五穀米40克及水50克，外鍋放1杯水。

杏鮑菇飯

作法：將杏鮑菇打成米粒狀（作法見p112），加熱平底鍋，倒入橄欖油將杏鮑菇炒熟。

營養分析

中度低醣
熱量：508kcal
含醣量：37.6g
蛋白質：31.5g
脂肪：23.7g
膳食纖維：8.1g

低醣
熱量：505kcal
含醣量：20.8g
蛋白質：35.4g
脂肪：29.5g
膳食纖維：12.4g

營養師小叮嚀：四季豆是豆字裡頭屬於「蔬菜類」的，富含膳食纖維質、維生素C、維生素K、β-穀固醇及皂素，β-穀固醇是一種植物固醇，有抑制膽固醇吸收的功能，皂素能增加膽固醇從膽汁排出的量。

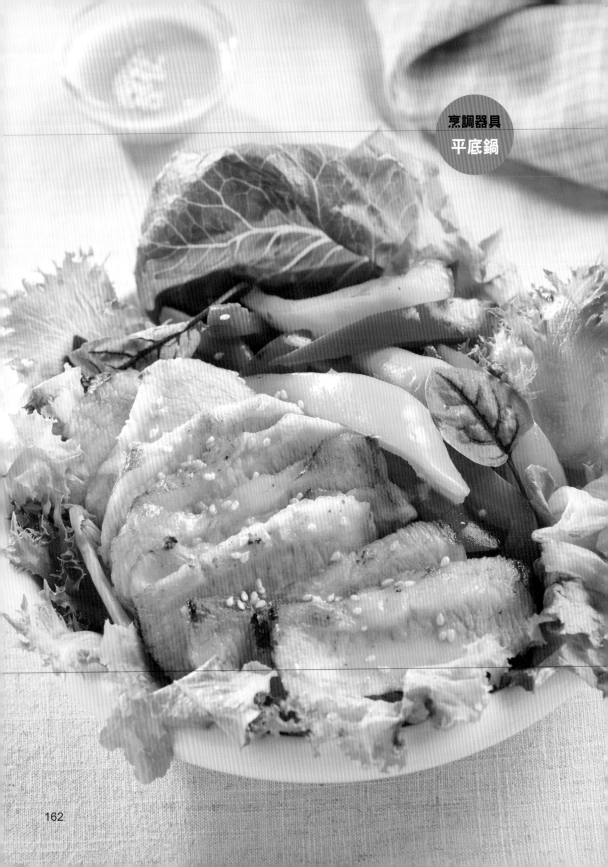

胡麻松阪豬沙拉

材料（1人份）

	●中度低醣	●低醣
松阪豬	90g	
沙拉葉	50g	
紅甜椒	75g	
黃甜椒	75g	
橄欖油	5g	
胡麻醬	15g	
五穀米飯	40g	X
杏鮑菇飯	X	200g（杏鮑菇200g、橄欖油5g）

作法

1 松阪豬切片、紅黃甜椒洗淨切成條狀。

2 平底鍋熱鍋、倒入橄欖油，將松阪豬及甜椒煎熟。

3 將沙拉葉擺盤，放上松阪豬及甜椒。

4 最後淋上胡麻醬即可。

搭配五穀米

作法：五穀米浸泡30分鐘，電鍋內鍋放入五穀米40克及水50克，外鍋放1杯水。

杏鮑菇飯

作法：將杏鮑菇打成米粒狀（作法見P.112），加熱平底鍋，倒入橄欖油將杏鮑菇炒熟。

營養師小叮嚀：豬肉含有蛋白質、鋅、鐵、磷、維生素B_1、維生素B_2、維生素B_6、維生素B_{12}、菸鹼酸等營養素，松阪肉為豬的下巴處，油脂介於中脂及高脂之間，為帶有部分油花的部位，若想要減少脂肪攝取也可以選擇豬里肌、前後腿肉。

松阪豬的油脂豐富，建議可先放松阪豬，再將甜椒放入鍋中，利用豬肉的油脂將甜椒炒熟，以減少油脂用量。

營養分析

中度低醣
熱量：524kcal
含醣量：38.5g
蛋白質：21.2g
脂肪：30.8g
膳食纖維：5.2g

低醣
熱量：500kcal
含醣量：21.6g
蛋白質：23.2g
脂肪：35.0g
膳食纖維：9.5g

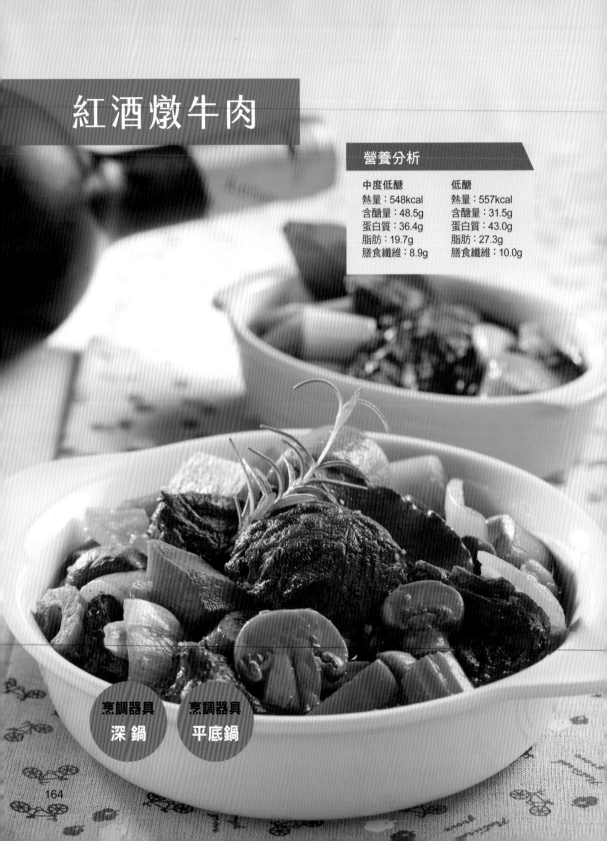

紅酒燉牛肉

烹調器具
深鍋

烹調器具
平底鍋

材料（1人份）

	中度低醣	低醣
牛腱肉	150g	
洋蔥	100g	
胡蘿蔔	50g	
西洋芹	40g	
蘑菇	50g	
橄欖油	10g	
百里香	少許	
迷迭香	少許	
大蒜	10g	
馬鈴薯	50g	80g
蒟蒻米飯	60g（白米50g、蒟蒻米10克）	X
花椰菜蛋炒飯	X	250g（花椰菜米250g、雞蛋半顆、橄欖油5g）

● 醃料	
紅酒	300毫升
月桂葉	2片
迷迭香	少許
黑胡椒	少許
洋蔥	60g

作法

1. 牛腱肉去除筋膜、切成塊狀。
2. 洋蔥切成塊狀、胡蘿蔔切成滾刀塊、馬鈴薯去皮切成滾刀塊、西洋芹切塊、蘑菇切片、大蒜切末。
3. 準備醃肉材料，將牛腱肉撒上黑胡椒、迷迭香、月桂葉，再鋪上洋蔥，再倒入紅酒醃過所有食材，醃一個晚上。
4. 加熱平底鍋，倒入橄欖油，將牛腱肉煎至金黃色取出備用。
5. 炒香洋蔥及大蒜末、再放入蘑菇、胡蘿蔔、西洋芹、牛腱肉，加入醃肉用的月桂葉、迷迭香，再倒入醃肉用的紅酒，燉煮2-3小時。
6. 起鍋前以鹽、黑胡椒粒調味即可。

搭配蒟蒻米飯

作法：將白米洗淨後與蒟蒻米混合，放入電鍋內鍋，內鍋加水45毫升，外鍋一杯水。

花椰菜蛋炒飯

作法：將花椰菜打成米粒狀（作法見P.109），加熱平底鍋，倒入橄欖油將雞蛋液炒熟呈粒狀取出，再放入花椰菜米，炒熟後將炒蛋放回鍋中拌勻。

營養師小叮嚀：牛肉為富含鐵質、維生素B_6、維生素B_{12}，是補血的好食材，本道料理選擇油脂量較低的牛腱肉，適合減脂期食用。
洋蔥富含抗氧化物槲皮素、胡蘿蔔有β-胡蘿蔔素、西洋芹富含芹菜素、紅酒有白藜蘆醇，是道含有豐富抗氧化物質的料理！
牛肉前一天以紅酒醃入味後，隔天再以紅酒燉煮，才會入味喔！

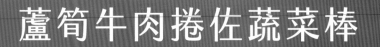
蘆筍牛肉捲佐蔬菜棒

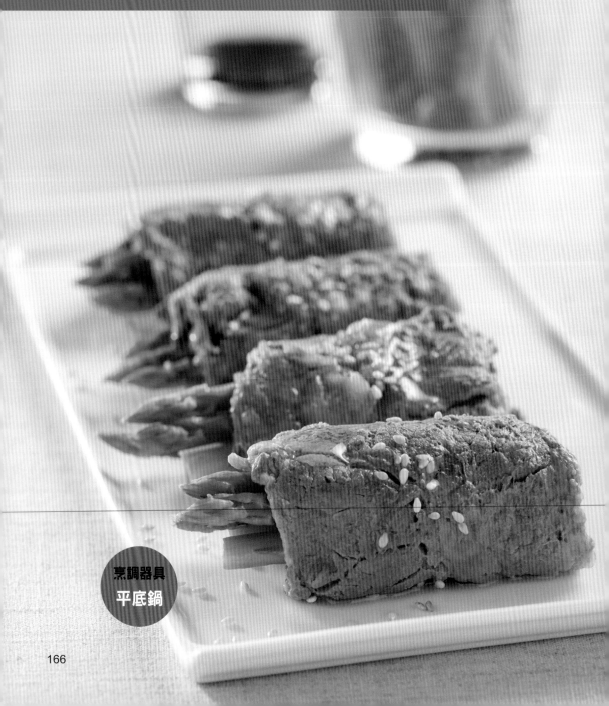

烹調器具
平底鍋

材料（1人份）

	中度低醣	低醣
牛肉片	100g	
蘆筍	130g	
橄欖油	2.5g	
黑胡椒粒	少許	
大蒜粉	少許	
鹽	少許	
五穀米飯	40g	X
花椰菜蛋炒飯	X	250g（花椰菜米250g、雞蛋半顆、橄欖油5g）

● 蔬菜棒	
蘆筍	50g
紅蘿蔔	25g

● 油醋醬	
橄欖油	5g
巴薩米克醋	3g

作法

❶ 牛肉片以鹽、大蒜粉醃入味。

❷ 煮一鍋水，將蘆筍燙熟，取出部分切半。

❸ 牛肉片攤開，將作法❷的蘆筍包入牛肉片，捲成長條形。

❹ 加熱平底鍋，倒入橄欖油，再煎牛肉捲翻面煎熟，最後撒上鹽、黑胡椒粒即可。

❺ 紅蘿蔔切成長條狀、燙熟的蘆筍放入沙拉罐中，加入橄欖油及巴薩米克醋調勻即可。

搭配五穀米

作法：五穀米浸泡30分鐘，電鍋內鍋放入五穀米50克及水60克，外鍋放1杯水。

花椰菜蛋炒飯

作法：將花椰菜打成米粒狀（作法見p109），加熱平底鍋，倒入橄欖油將雞蛋液炒熟呈粒狀取出，再放入花椰菜米，炒熟後將炒蛋放回鍋中拌勻。

營養師小叮嚀：蘆筍高鉀低鈉，適合需要降血壓的人，且含有抗氧化物芸香素、檞皮素，有助於維持血管通暢，避免膽固醇堆積。
牛肉片可選擇里肌的或低脂牛，減少飽和脂肪酸量。

營養分析

中度低醣
熱量：534kcal
含醣量：39.8g
蛋白質：28.0g
脂肪：28.0g
膳食纖維：5.4g

低醣
熱量：490kcal
含醣量：12.3g
蛋白質：31.5g
脂肪：34.3g
膳食纖維：8.1g

番茄牛肉丸

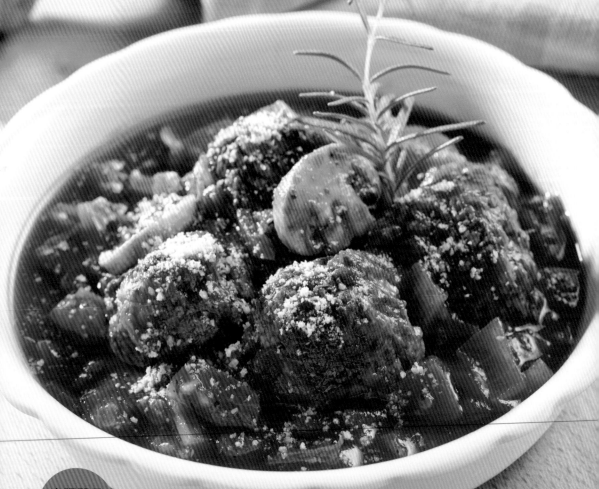

材料（1人份）

	● 中度低醣	● 低醣
牛絞肉	130g	150g
洋蔥	30g	
麵粉	5g	
橄欖油	10g	
鹽	少許	
黑胡椒	少許	
大蒜粉	少許	
肉豆蔻粉	少許	
五穀米飯	40g	X
花椰菜蛋炒飯	X	250g（花椰菜米250g、雞蛋半顆、橄欖油5g）

● 番茄糊	
大番茄	150g
番茄糊	50g
蘑菇	30g
洋蔥	50g

作法

① 將洋蔥丁切碎、大番茄切丁。

② 牛絞肉與洋蔥末攪拌均勻，加入大蒜粉、鹽、黑胡椒粒、百里香、肉豆蔻粉等，用手揉捏使具有黏性，稍微摔打增加彈性，再搓揉成圓狀，裹上一層麵粉。

③ 加熱平底鍋，放入牛絞肉丸，兩面各煎2分鐘至七分熟左右就取出備用。

④ 將番茄丁放入鍋中，加入鹽、黑胡椒調味，加入番茄糊，並加入適量的水，使呈現稠狀，再加入牛肉丸。

搭配五穀米

作法：五穀米浸泡30分鐘，電鍋內鍋放入五穀米40克及水50克，外鍋放1杯水。

花椰菜飯

作法：將花椰菜打成米粒狀（作法見p109），加熱平底鍋，倒入橄欖油將花椰菜飯炒熟後取出。

營養師小叮嚀：這道料理運用許多辛香料，百里香中有抗氧化物百里酚、芹菜素等，肉豆蔻粉為中藥用食材具有健脾胃的效果，黑胡椒含錳，可促進新陳代謝，幫助脂肪燃燒。

牛絞肉摔打出筋性後，會具有黏性，手掌可沾點水，較能揉成圓狀。

營養分析

中度低醣
熱量：484kcal
含醣量：50.5g
蛋白質：32.3g
脂肪：17.1g
膳食纖維：5.9g

低醣
熱量：499kcal
含醣量：31.8g
蛋白質：40.7g
脂肪：24.6g
膳食纖維：9.1g

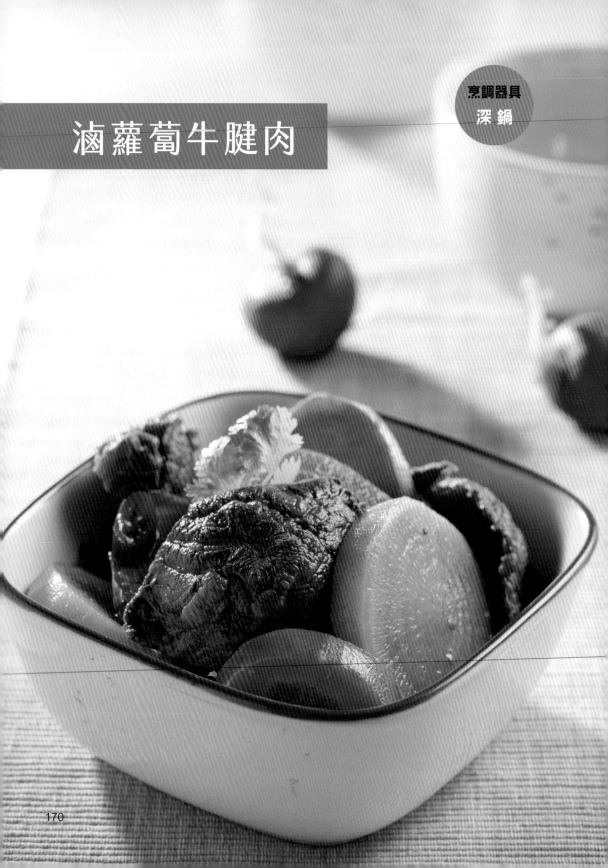

滷蘿蔔牛腱肉

材料（1人份）

	●中度低醣	●低醣
牛腱肉	150g	
胡蘿蔔	100g	
白蘿蔔	100g	
薑	5g	
蒜頭	5g	
蔥	5g	
辣椒	3g	
醬油	70ml	
八角	10g	
米酒	10ml	
白胡椒粉	少許	
滷包	1包	
豆瓣醬	1大匙	
五穀米飯	40g	X
豆腐麵	X	200g（豆腐麵200g、香油5g）

作法

1. 準備一個鍋子，放入冷水及牛腱肉，加熱川燙後取出。

2. 薑切成片、蒜頭切末、蔥切段、辣椒切段。

3. 胡蘿蔔切塊、白蘿蔔切成塊。

4. 將鍋子加熱，放入薑片、蒜頭末、蔥段、辣椒爆香，再加入辣豆瓣醬。

5. 放入牛腱肉均勻攪拌，再加入米酒、醬油、白胡椒粉後，放入足夠的水量淹過牛肉，最後放入滷包。

6. 放入紅蘿蔔片及白蘿蔔片。

7. 水滾之後，轉小火加熱30分鐘。

8. 取出牛腱肉切成片狀即可。

搭配五穀米

作法：五穀米浸泡30分鐘，電鍋內鍋放入五穀米40克及水50克，外鍋放1杯水。

豆腐麵

或是搭配豆腐麵，將豆腐麵上淋上少許香油即可。

營養師小叮嚀： 滷包成分有八角、茴香、花椒、丁香、荳蔻、陳皮等，八角有溫陽散寒、促進腸胃蠕動的功用，剛好與寒性的蘿蔔互相搭配，而蘿蔔富含膳食纖維質，也能幫助排除宿便，吃得飽又能幫助瘦身喔！

豆瓣醬的原料為黃豆、辣椒、鹽、砂糖、花椒、大豆油、芝麻油等，建議可以參考營養標示選擇碳水化合物較少的喔！

營養分析

中度低醣	低醣
熱量：496kcal	熱量：489kcal
含醣量：49.5g	含醣量：32.7g
蛋白質：43.1g	蛋白質：47.2g
脂肪：11.8g	脂肪：15.6g
膳食纖維：7.1g	膳食纖維：5.2g

義式蔬菜烘蛋

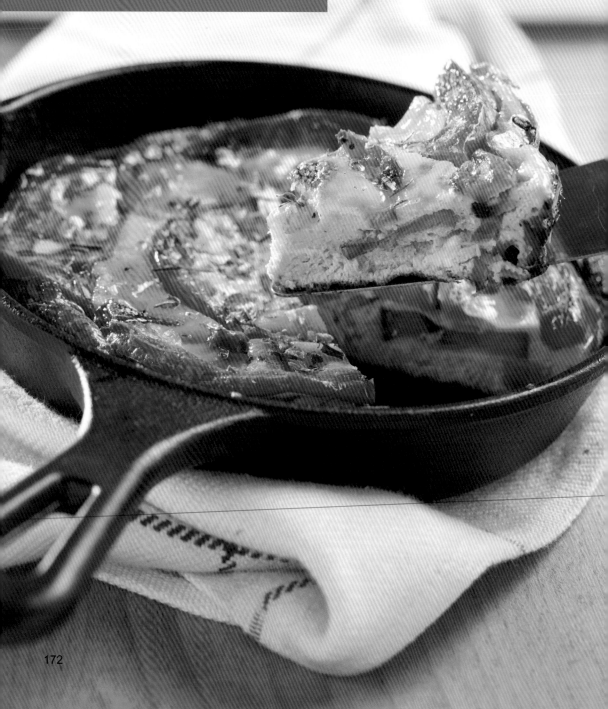

材料（1人份）

	中度低醣	低醣
雞蛋	3顆	
洋蔥	40g	
洋菇	20g	
大番茄	60g	
櫛瓜	30g	
橄欖油	10g	
鹽	少許	
五穀米飯	40g	X
花椰菜蛋炒飯	X	250g（花椰菜米250g、雞蛋半顆、橄欖油5g）

作法

1. 洋菇洗淨切片、大番茄切片、櫛瓜切片。

2. 雞蛋均勻打散，加入少許鹽調味。

3. 加熱平底鍋，倒入橄欖油，放入洋蔥、洋菇、櫛瓜炒軟。

4. 倒入蛋液，稍微與洋蔥、洋菇、櫛瓜攪拌均勻。

5. 擺上大番茄，放入烤箱200℃烤15-20分鐘。

搭配五穀米

作法：五穀米浸泡30分鐘，電鍋內鍋放入五穀米40克及水50克，外鍋放1杯水。

花椰菜蛋炒飯

作法：將花椰菜打成米粒狀（作法見p109），加熱平底鍋，倒入橄欖油將雞蛋液炒熟呈粒狀取出，再放入花椰菜米，炒熟後將炒蛋放回鍋中拌勻。

營養師小叮嚀：雞蛋為優良蛋白質來源，蛋白質的消化吸收率及品質都相當佳，且富含維生素A、鐵、葉黃素，蛋黃一顆膽固醇為212毫克，許多人擔心上升膽固醇而不敢吃蛋黃，但應更需避免其他富含飽和脂肪、反式脂肪的食物，如：油炸物、麵包、焢肉等食物的攝取。

若家中沒有鑄鐵鍋，也可以改用陶瓷烤盤取代。

營養分析

中度低醣	低醣
熱量：486kcal	熱量：476kcal
含醣量：37.2g	含醣量：16.6g
蛋白質：26.1g	蛋白質：30.5g
脂肪：25.9g	脂肪：32.5g
膳食纖維：3.6g	膳食纖維：6.7g

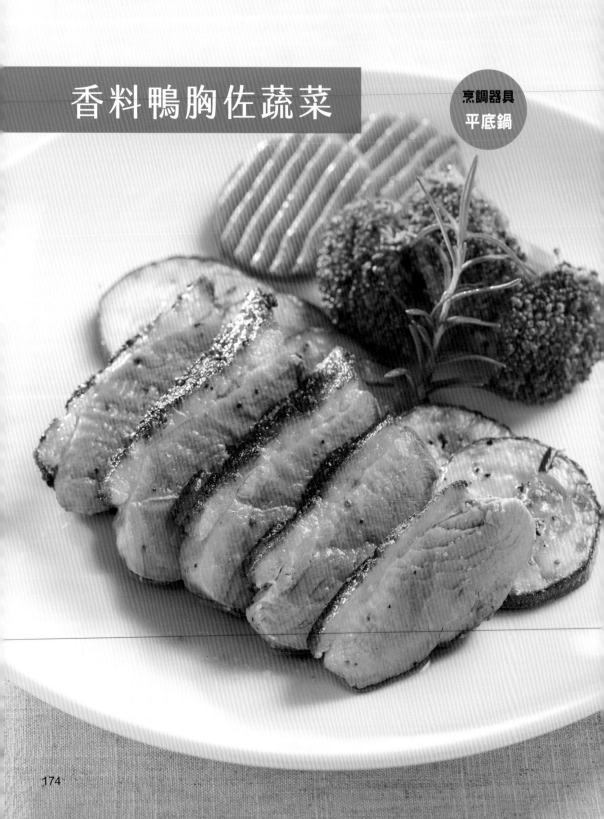

香料鴨胸佐蔬菜

烹調器具
平底鍋

材料（1人份）

	●中度低醣	●低醣
鴨胸（加入橄欖油5g）	150g	
櫛瓜	60g	
青花菜	30g	
胡蘿蔔	10g	
橄欖油	5g	
五穀米飯	40g	X
花椰菜蛋炒飯	X	250g（花椰菜米250g、雞蛋半顆、橄欖油5g）

● 鴨胸醃料	
迷迭香	2枝
大蒜	10g
鹽	少許
黑胡椒粒	少許

營養分析

中度低醣
熱量：552kcal
含醣量：38.3g
蛋白質：31.5g
脂肪：32.1g
膳食纖維：4.1g

低醣
熱量：542kcal
含醣量：17.7g
蛋白質：35.9g
脂肪：38.7g
膳食纖維：7.3g

作法

① 櫻桃鴨以大蒜、迷迭香、鹽、黑胡椒粒醃漬一個晚上。

② 隔天取出後，將櫻桃鴨胸皮上劃刀狀。

③ 鍋中倒入橄欖油，將鴨胸皮面朝下煎至金黃色。

④ 放入櫛瓜、青花菜及胡蘿蔔煎熟，加入鹽調味即可。

營養師小叮嚀：鴨肉富含鐵質，屬於中脂蛋白質，建議將鴨皮的油脂稍微去除，更能降低油脂攝取量！

櫻桃鴨為一種鴨的品種，肉質較細緻、油脂量也較少，名字源自於北京鴨，傳入英國後，在英國櫻桃谷的地方，大量繁殖，因此取名為櫻桃鴨，台灣則以宜蘭培育較多。

此道料理蔬菜量較少，可額外再搭配想吃的青菜喔~

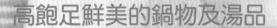

高飽足鮮美的鍋物及湯品

　　鍋物及湯品少了油膩膩的油脂，是許多人瘦身的首選，鍋物的食材變化相當豐富多元，含有各式各樣富含植化素的五色蔬菜及清爽不油膩的低脂蛋白質。

　　湯品中運用好澱粉：南瓜、馬鈴薯等，可當作好醣的來源，適合以本道湯品當作高飽足感的一餐。

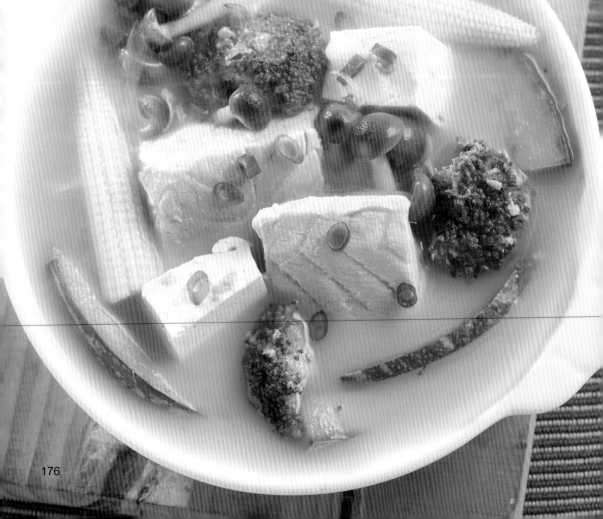

鮭魚石狩鍋

材料（1 人份）

	●中度低醣	●低醣
鮭魚	100g	
豆腐	40g	
鴻喜菇	50g	
花椰菜	100g	
玉米筍	50g	
南瓜	85g	

● 味噌豆漿湯底		
昆布高湯	600ml	
味噌	15g	
無糖豆漿	150g	

作法

① 昆布高湯作法：將乾昆布放入保鮮盒中，加入開水 600毫升，冷藏浸泡一個晚上，隔天再準備一個鍋子，倒入昆布水加熱，煮沸後取出昆布備用。

② 花椰菜洗淨切小朵、鴻喜菇去除根部、玉米筍洗淨、南瓜切小片、豆腐切小塊、鮭魚切小片浸泡清酒稍微去腥。

③ 將昆布高湯煮滾，加入花椰菜、玉米筍、鴻喜菇、再加入豆腐、鮭魚。

④ 將味噌以濾網攪散融入高湯中。

⑤ 最後倒入無糖豆漿後關火。

營養分析

熱量：413kcal
含醣量：24.2g
蛋白質：44.1g
脂肪：14.0g
膳食纖維：10.5g

營養師 小叮嚀：鮭魚粉紅色的外觀除了含有類胡蘿蔔素，如：蝦紅素外，也富含單元不飽和脂肪酸，以及有EPA及DHA、維生素A、維生素D、鐵等營養素，具有保護心血管、降低膽固醇、抗氧化發炎的作用。

昆布高湯也可改用現成的高湯包或柴魚湯包。

此道湯品因有南瓜，適合當作400大卡低醣飲食的一餐喔！

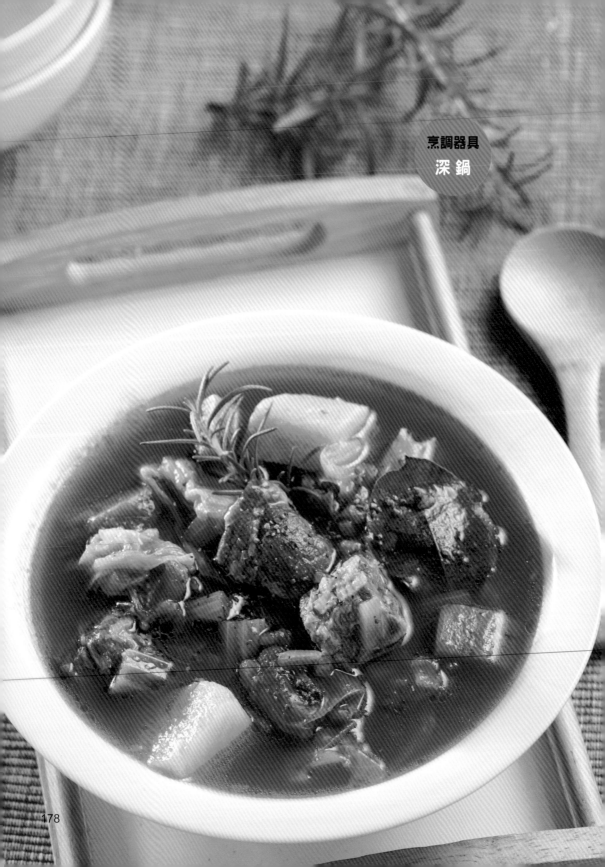

番茄羅宋湯

材料（1人份）

	●中度低醣　　●低醣
西洋芹	50g
洋蔥	120g
大番茄	100g
牛肋條	100g
胡蘿蔔	50g
高麗菜	50g
馬鈴薯	80g
番茄泥	20g
橄欖油	5g
蒜	10g
黑胡椒	少許
迷迭香	少許
月桂葉	2-3片
鹽	適量

● 湯底	
雞高湯	500ml

營養分析

熱量：404kcal
含醣量：32.1g
蛋白質：24.0g
脂肪：21.7g
膳食纖維：5.7g

作法

1 西洋芹刨去粗絲切丁、胡蘿蔔切丁、洋蔥切丁、大番茄切成滾刀狀、蒜頭切末、馬鈴薯去皮切成滾刀狀、牛肋條切小塊。

2 平底鍋熱鍋，倒入橄欖油，將牛肋條煎成金黃色焦香後取出。

3 再放入洋蔥丁、胡蘿蔔丁及蒜頭拌炒，加入西洋芹，及放入鹽巴、黑胡椒、迷迭香調味。

4 加入大番茄炒至軟化，再放入馬鈴薯及高麗菜拌炒均勻，加入煎好的牛肋條，再放入雞骨高湯、番茄糊及月桂葉，換成深鍋燉煮。

5 以中小火燉煮約20-30分鐘，最後撒上鹽及黑胡椒即可。

營養師小叮嚀：此道料理富含茄紅素，茄紅素屬於油溶性的營養素，煎牛肉釋出的油脂可以幫助茄紅素吸收，茄紅素為極佳的抗氧化物，具有保護心血管、抗癌的效果且有研究發現可以減少黑色素產生，有助於美白護膚喔！

此道菜含有豐富鉀離子，蔬菜類及馬鈴薯皆是富含鉀離子的食物來源，須小心的是馬鈴薯為澱粉類食材，建議取代其他澱粉類食材，避免醣量超標！

此道湯品因有馬鈴薯，適合當作400大卡低醣飲食的一餐喔！

辣椒香菇雞湯

材料（1人份）

	●中度低醣	●低醣
帶骨雞腿肉	300g	
剝皮辣椒	80g	
乾香菇	20g	
老薑	10g	
米酒	少許	

作法

1 乾香菇加水泡軟備用、老薑切片。

2 電鍋內鍋放入香菇及香菇水、雞腿、剝皮辣椒及剝皮辣椒的湯汁，湯汁的量可依照個人口味作調整。

3 加入老薑片、米酒及鹽後，放入電鍋，蒸30-40分鐘即可。

營養師小叮嚀：剝皮辣椒為青辣椒加工製成，辣椒富含辣椒素、維生素A、維生素C、維生素E、β-胡蘿蔔素、葉酸、鉀及鎂，而油炸加工過程會使辣椒素、維生素C流失，而剝皮辣椒的維生素A、β-胡蘿蔔素、維生素E等油溶性的營養素吸收效果較佳。

此道菜餚的剝皮辣椒已經有鹹度了，建議可以不用額外再加鹽，可視每家剝皮辣椒的鹹度自行調整。

營養分析

熱量：358kcal
含醣量：9.3g
蛋白質：33.9g
脂肪：18.4g
膳食纖維：10.4g

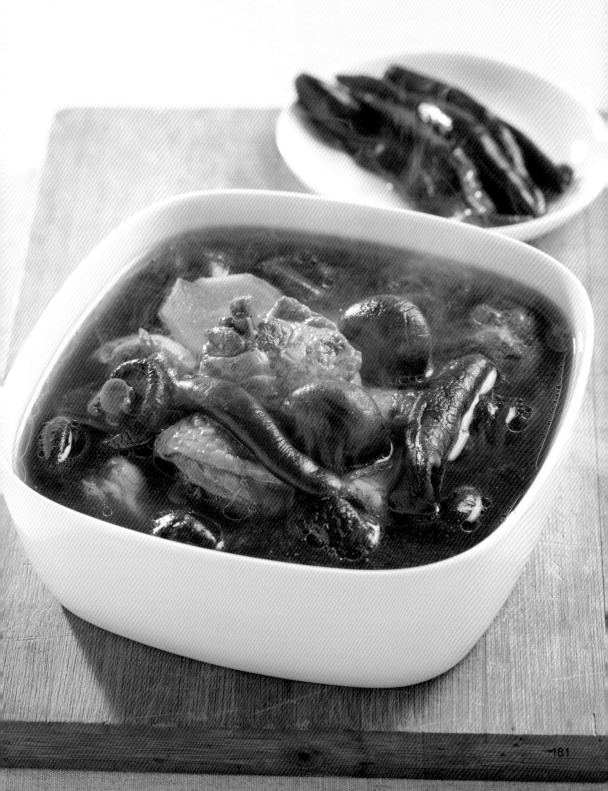

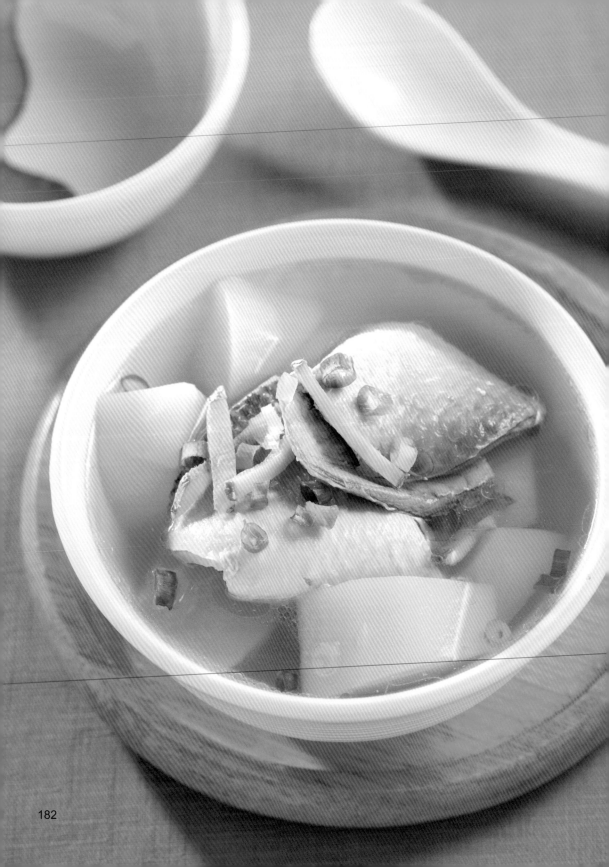

薑絲虱目魚蘿蔔湯

材料（1人份）

	●中度低醣	●低醣
虱目魚	100g	
白蘿蔔	200g	
老薑	10g	
蔥	10g	
香油	10g	
鹽	適量	
米酒	少許	
白胡椒粉	少許	

作法

① 虱目魚肚洗淨、切塊。

② 老薑切成細絲。

③ 白蘿蔔去皮切塊。

④ 煮一鍋水，放入白蘿蔔燉煮。

⑤ 待蘿蔔煮透後，加入虱目魚及薑絲，加入少量米酒。

⑥ 加入鹽、香油、白胡椒粉調味，最後撒上蔥花即可。

營養師小叮嚀：虱目魚又稱牛奶魚，肉質細緻，適合有咀嚼困難或傷口復原的人，脂肪含量低，且脂肪種類多為不飽和脂肪酸、富含EPA及DHA，有助於預防心血管疾病。
薑絲有去腥的功用，對於腸胃較弱的族群，薑絲較為刺激，須小心食用量。

營養分析

熱量：303kcal
含醣量：6.6g
蛋白質：23.1g
脂肪：19.8g
膳食纖維：2.5g

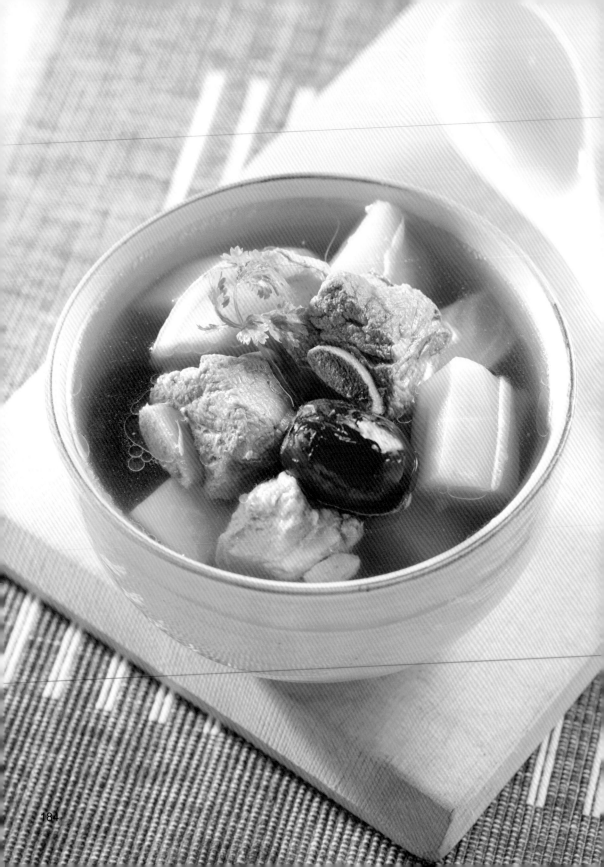

烹調器具：烤箱

青木瓜排骨湯

烹調器具
深 鍋

材料（1人份）

	●中度低醣	●低醣
青木瓜	200g	
排骨	150g	
紅棗	20g	
老薑	10g	
白胡椒粉	少許	
鹽	適量	

作法

❶ 青木瓜去皮去籽。

❷ 生薑切片、紅棗洗淨備用。

❸ 煮一鍋水，將排骨川燙。

❹ 另煮一鍋水，待水煮沸之後，加入川燙好的排骨及薑片，再加入青木瓜、紅棗，燉煮30-40分鐘，最後加入鹽及白胡椒粉調味即可。

營養師 **小叮嚀**：青木瓜是未成熟的木瓜，相較於木瓜的熱量及醣量較低、纖維質較高，100公克的熱量僅有25.3大卡、醣量6.4公克、膳食纖維2.7公克，適合減脂期的人食用！

此道料理是適合當作500大卡一餐的低醣飲食！

營養分析

熱量：528kcal
含醣量：20.8g
蛋白質：29.0g
脂肪：35.3g
膳食纖維：6.7g

泡菜番茄海鮮鍋

材料（1 人份）

	●中度低醣	●低醣
大番茄	150g	
草蝦（帶殼）	160g	
豆腐	100g	
蛤蜊（帶殼）	110g	
洋蔥	30g	
金針菇	50g	
泡菜	60g	
橄欖油	10g	
蒜頭	10g	
蔥花	5g	
鹽	適量	
胡椒粉	少許	

作法

1. 大番茄洗淨去除蒂頭、草蝦去除腸泥、金針菇洗淨去除蒂頭、豆腐切塊、蛤蜊泡鹽水吐沙、洋蔥切絲、大蒜切末、蔥切成蔥花。

2. 準備一個深鍋，放入橄欖油炒香，爆香大蒜末、洋蔥絲，再加入大番茄炒軟，燉煮20-30分鐘，中途可將大番茄以鍋鏟壓碎。

3. 放入蝦子、豆腐、泡菜、金針菇及蛤蜊燉煮5分鐘。

4. 最後撒上鹽、胡椒粉、蔥花即可。

營養師小叮嚀：泡菜除了有豐富的膳食纖維之外，在發酵過程中會產生益生菌，在發酵過程中也會產生有機酸，有利於鐵、鋅吸收，而辣椒素也有助於脂肪燃燒。

此款鍋物為適合400大卡低醣飲食的一餐，也可以加入適量的南瓜、芋頭、山藥等，適量的好澱粉也有助於開啟脂肪燃燒！

營養分析

熱量：371kcal
含醣量：24.0g
蛋白質：35.2g
脂肪：14.8g
膳食纖維：5.8g

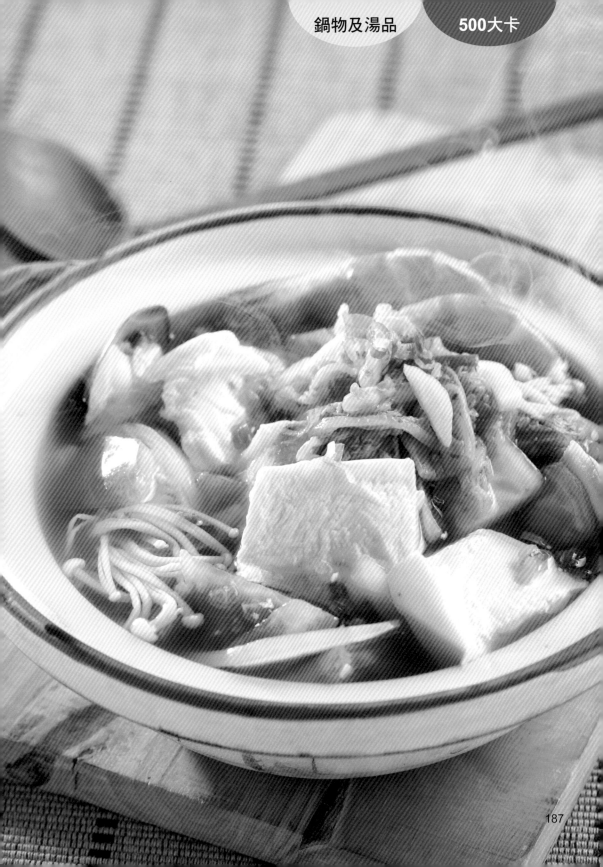

養生百菇鍋

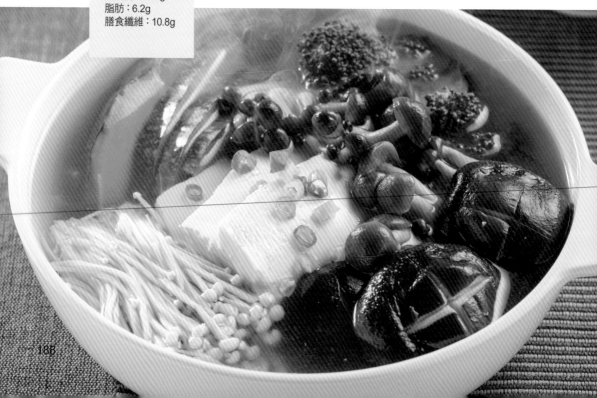

烹調器具
深鍋

材料（1 人份）

	●中度低醣	●低醣
鴻喜菇	100g	
香菇	60g	
金針菇	200g	
花椰菜	50g	
南瓜	85g	
豆腐	160g	
鹽	少許	

營養分析

熱量：285kcal
含醣量：32.8g
蛋白質：23.3g
脂肪：6.2g
膳食纖維：10.8g

作法

① 香菇洗淨、鴻喜菇及金針菇洗淨去蒂、花椰菜切成小朵、南瓜切成小塊、豆腐切小塊。

② 煮一鍋水，水滾後放入鴻喜菇、香菇、金針菇及南瓜。

③ 再放入花椰菜、豆腐即可。

④ 最後以鹽調味即可。

營養師小叮嚀：這道料理有豐富的菇類，含有豐富的纖維質、多醣體、維生素D，有助於排便順暢、增加免疫力，南瓜為高纖好澱粉、豆腐富含植物性蛋白質，這道料理是相當適合素食者的減醣鍋物！

蘋果蛤蜊雞湯

材料（1 人份）

	●中度低醣	●低醣
帶骨雞肉	150g	
蘋果（去皮）	100g	
紅棗	20g	
秀珍菇	100g	
蛤蜊（帶殼）	100g	
老薑	10g	
鹽	適量	

作法

1. 蘋果切塊、薑切片、蛤蜊吐沙。
2. 電鍋內鍋放入雞肉、蘋果、紅棗、秀珍菇、蛤蜊及老薑。
3. 電鍋跳起後,再加入蛤蜊。
4. 蛤蜊打開後,最後再加鹽調味即可。

營養師小叮嚀:蘋果含有豐富的天然抗氧化物,蘋果連皮吃能吃到更多的抗氧化物,如:檞皮素、蘋果多酚、維生素C等,及天然的酵素,可幫助消化分解、抗氧化。
此道湯品為適合400大卡低醣飲食的一餐喔。

營養分析

熱量:420kcal
含醣量:27.3g
蛋白質:36.7g
脂肪:18.4g
膳食纖維:4.7g

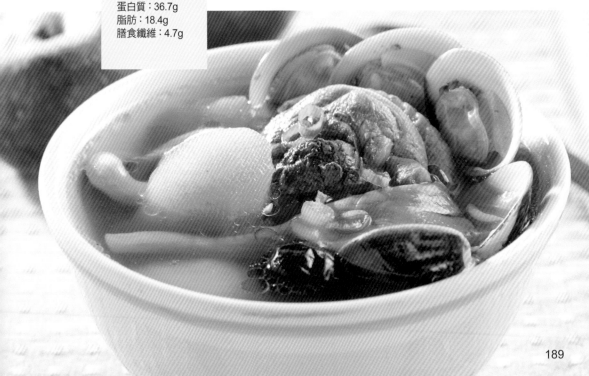

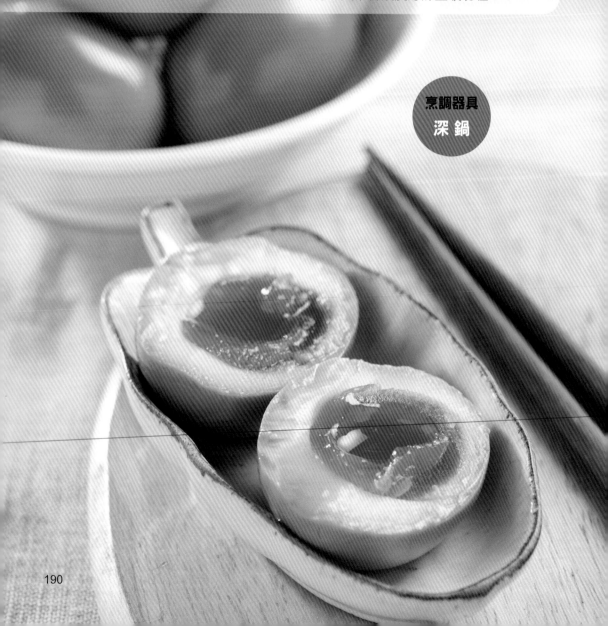

冰箱常備減醣料理

減醣飲食時肚子餓時可以吃什麼呢？擔心市售食品高醣高油、多添加物，一不小心就累積成體脂肪，來試試看自製的減醣常備料理吧！自製的也可以很健康美味，誰說肚子餓時只有餅乾、蛋糕的選項呢？減醣時準備美味的高蛋白、蔬菜類的料理，可以滿足飢腸轆轆的胃，又不會讓瘦身計畫破功喔！！

烹調器具
深 鍋

190

半熟日式溏心蛋

材料

	●中度低醣	●低醣
雞蛋	6顆	

● 醬汁	
醬油	100ml
味醂	80ml
清酒	10ml
八角	5g
月桂葉	3g
水	200ml

作法

1. 煮一鍋水，大火煮滾後，轉小火，放入雞蛋，煮6分鐘後取出。

2. 將半熟的雞蛋放入冷水後，再取出剝殼。

3. 另外準備一個鍋子，將醬油、味醂、清酒、八角及月桂葉倒入鍋中煮沸。

4. 放涼後再以保鮮盒裝入雞蛋，冷藏一個晚上。

5. 隔天取出即可食用。

營養師小叮嚀： 雞蛋含有富含維生素A、維生素B$_1$、維生素D、鐵、卵磷脂等，若不敢吃半熟蛋，也可將煮雞蛋時間延長至10分鐘，即可吃到全熟蛋，蛋白質消化吸收率更佳！！

建議選擇橘紅色蛋黃的雞蛋，做起來會更漂亮。醬油可參考營養標示選擇醣量較低者、味醂屬醣量較高的調味料，因此放的量相較於一般作法低。

製作時若煮好的雞蛋放入保鮮盒中不易完全浸入醬汁的話，可使用紙巾吸飽醬汁，覆蓋在雞蛋上，使雞蛋完全浸泡於醬汁中。

製備好的溏心蛋建議於兩週內食用完畢。

營養分析

一顆蛋
熱量：85kcal
含醣量：3.4g
蛋白質：7.2g
脂肪：4.9g
膳食纖維：0.0

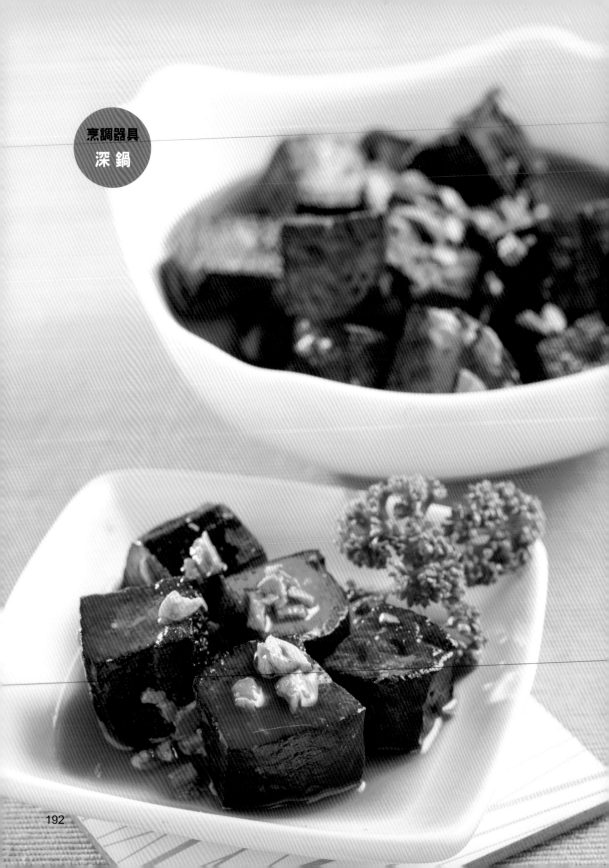

滷豆干

材料

	中度低醣	低醣
豆干	350g	
滷包	1個	
蒜頭	15g	
橄欖油	10g	
醬油	15ml	
啤酒	半罐（330ml）	

作法

① 豆干切小塊、蒜頭壓扁。

② 準備一個深鍋，倒入橄欖油，將豆干煎成金黃色。

③ 放入蒜末攪拌，再加入醬油拌炒入味。

④ 倒入啤酒、放入滷包。

⑤ 以中小火慢慢煮，再酌量放入開水，約需滷30-40分鐘，煮至水分越來越少時，取出滷包後，即可關火。

營養師 小叮嚀：啤酒用來作滷汁具有去除腥味的功能，這道料理也用啤酒少量的糖取代砂糖，同樣也可以用來滷蘿蔔、豆皮或瘦肉都很適合喔！

滷豆干也可使用壓力鍋、萬用鍋來滷，會更入味喔！

建議於3天內食用完畢以保持新鮮，若無法食用完畢可冰冷凍延長保存期限。

營養分析

一人份（約上述食材的1／8）

熱量：111kcal
含醣量：5.3g
蛋白質：9.0g
脂肪：5.5g
膳食纖維：1.1g

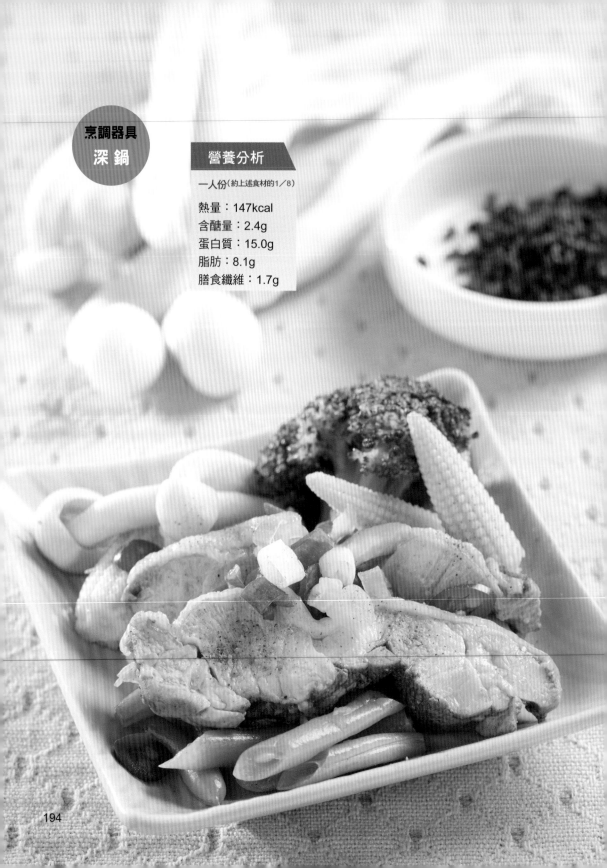

烹調器具
深 鍋

營養分析

一人份（約上述食材的1／8）

熱量：147kcal
含醣量：2.4g
蛋白質：15.0g
脂肪：8.1g
膳食纖維：1.7g

鹽水雞

材料

	●中度低醣 ●低醣
去骨雞腿排	3片（約600g）
花椰菜	200g
玉米筍	200g
白精靈菇	100g
四季豆	100g

● 川燙鹽水雞的醃料	
洋蔥	100g
老薑	10g
青蔥	10g
白胡椒粉	少許
香油	少許

● 雞肉醃料	
米酒	1大匙
五香粉	1大匙
鹽巴	1大匙
香油	1大匙
花椒	1小匙
八角粉	1小匙
白胡椒粉	1小匙

作法

1. 雞肉加入醃料，均勻揉捏後，放入夾鏈袋，冷藏一個晚上備用。

2. 花椰菜切小朵、洋蔥切絲、薑切片、蔥切段。

3. 煮一鍋水，加入鹽巴、香油，再放入花椰菜、四季豆、白精靈菇、玉米筍川燙後，放於冰水冰鎮。

4. 另煮一鍋水，滾水中放入洋蔥絲、老薑片、蔥段、白胡椒粉、香油，再加入去骨雞腿排川燙。

5. 準備一鍋鹽水（水1000毫升、鹽20g）。

6. 將燙好的蔬菜、雞肉放入鹽水浸泡5分鐘。

7. 將雞肉取出切小塊、取出蔬菜即可。

營養師小叮嚀：鹽水雞為夜市常見到的小吃，自己作也很簡單，烹調方式幾乎沒有油脂，且可加入各種青菜。雞肉可選擇使用較低脂的部位，如：雞胸、雞腿，是很適合減脂的健康選擇！！

為避免攝取過多鈉量，建議浸泡鹽水的時間約5-10分鐘即可，且調味料選擇胡椒粉而非胡椒鹽。

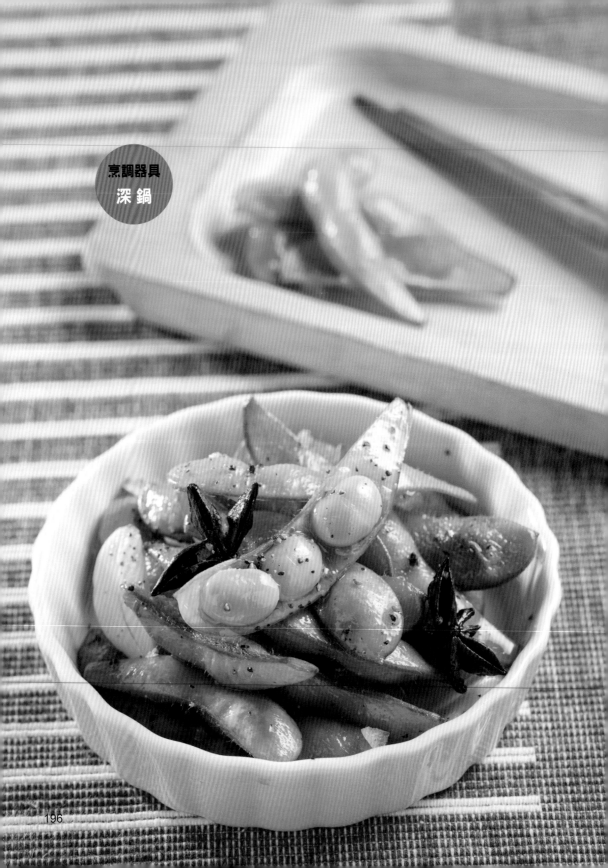

蒜香毛豆

材料

	●中度低醣 ●低醣
帶莢毛豆	500g
蒜頭	20g
黑胡椒粉	少許
鹽	10g
香油	10g
八角	10g

營養分析

一人份（約上述食材的1／5）

熱量：125kcal
含醣量：5.2g
蛋白質：13.3g
脂肪：3.8g
膳食纖維：12.3g

作法

① 蒜頭切末。

② 煮一鍋水，水滾後加入毛豆莢及八角，川燙約5-10分鐘。

③ 將毛豆莢取出後，加入香油、鹽、黑胡椒及蒜末調味即可。

營養師 小叮嚀：毛豆、黃豆及黑豆三種都是屬於大豆，毛豆成熟後可長成為黃豆或黑豆，毛豆為植物性蛋白質，含有膳食纖維、大豆異黃酮、卵磷脂及B群，仍須注意仍含有少量醣分，需適量攝取。
毛豆煮越久會越軟，若想吃爽脆口感可煮6-8分鐘，偏軟的口感則8-10分鐘，若擔心烹煮時間較長，使毛豆變色，川燙後可放入冰水冰鎮，保持鮮綠色。

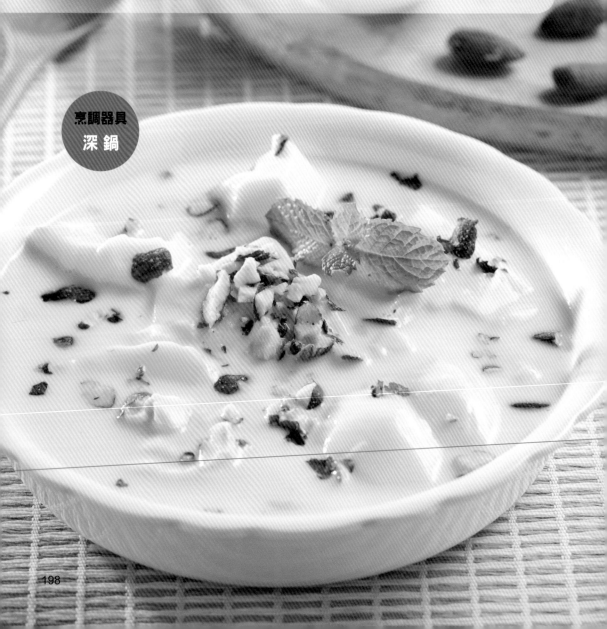

減醣照樣大口吃甜點

減醣時有沒有什麼能放心吃、照樣享受的甜點呢？市售有許多生酮甜點，以堅果粉取代麵粉，使用代糖取代一般精緻糖，但是仍要小心卡路里、油脂較高的問題！跟著營養師來試試營養又美味的減醣甜點及飲品，減糖時照樣吃甜食也不怕胖，又健康營養！

烹調器具
深 鍋

堅果鮮奶豆花

材料

	●中度低醣	●低醣
豆花粉	10g	
無糖豆漿	250ml	
低脂鮮奶	240ml	
杏仁果	15g	
赤藻醣醇	4g	

營養分析

熱量：281kcal
含醣量：17.7g
蛋白質：18.5g
脂肪：14.8g
膳食纖維：4.7g

作法

1. 無糖豆漿以小火加熱，不斷攪拌避免燒焦，小火滾5分鐘後熄火。

2. 將豆花粉與25毫升的開水倒入乾淨的空鍋子。

3. 將無糖豆漿降溫到80-90度，快速倒入作法❷的鍋子，注意不可攪拌或移動，待靜置10-20分鐘即可成為豆花。

4. 將赤藻醣醇加入鮮奶中攪拌均勻。

5. 杏仁果放入塑膠袋中，以擀麵棍或槌子打成細碎。

6. 凝固的豆花舀入鮮奶，最後撒上杏仁果碎即可。

營養師小叮嚀：豆花屬植物性蛋白質、鮮奶屬動物性蛋白質，此道料理含有豐富的蛋白質，適合於運動後補充，可幫助減脂，赤藻醣醇為零熱量的醣醇，不會上升血糖、不影響胰島素濃度，且有足夠的甜度，甜度為蔗糖的60-70%，可用來當作減醣時的甜味劑。
市售一碗豆花的糖水約有5-6顆方糖，想要降低醣量，也可將湯底換成無糖豆漿，糖量會更低喔！
豆花的配料可選擇堅果類，如：無糖芝麻醬、軟花生等，或是低熱量及醣量的仙草、愛玉等，避免選擇澱粉類的紅豆、綠豆、粉圓、粉條等。

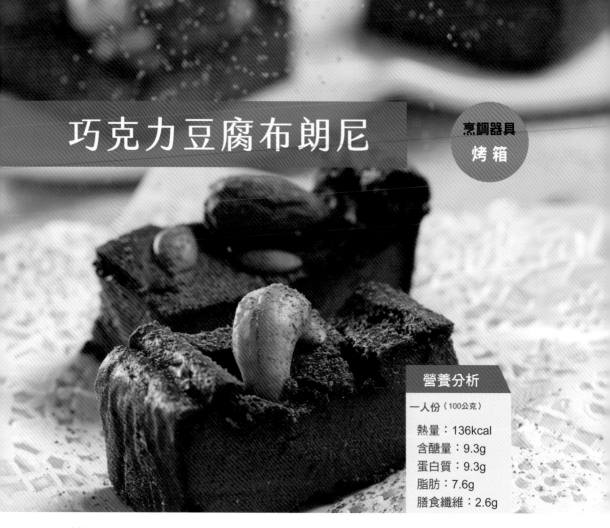

巧克力豆腐布朗尼

營養分析

一人份（100公克）

熱量：136kcal
含醣量：9.3g
蛋白質：9.3g
脂肪：7.6g
膳食纖維：2.6g

材料

	●中度低醣	●低醣
嫩豆腐	400g	
全麥麵粉	70g	
可可粉	30g	
赤藻醣醇	40g	
低脂鮮乳	70g	
橄欖油	20g	
泡打粉	7g	
雞蛋	1顆	
綜合堅果	20g	
鋁箔蛋糕模	1個	

作法

1 把所有食材（堅果除外）攪打均勻滑順。

2 準備長方形模具，鋪上烤箱紙，將作法1倒入模具。

3 烤箱預熱180℃。

4 烤60分鐘即可脫模。

營養師小叮嚀：市售布朗尼100公克約有300-400大卡，此道料理以豆腐取代部分麵粉及巧克力，減少澱粉及油脂的量，增加蛋白質，因此熱量也較低，但仍需注意每次的食用量，才不會熱量超標，累積成體脂肪喔！

脆皮燕麥蛋塔

烹調器具
烤箱

材料（6個）

	●中度低醣	●低醣
燕麥	100g	
雞蛋	2顆	
赤藻醣醇	28g	
鮮奶	120g	
塔模	1個	

作法

1. 將雞蛋打入碗中，加入燕麥、鮮奶20毫升、赤藻醣醇4g，揉捏成團。

2. 將燕麥團分成六等分，裝入模具中，烤箱預熱200℃。

3. 將燕麥模具放入烤箱中，烤15分鐘。

4. 另一顆雞蛋攪打均勻，倒入赤藻醣醇24g、鮮奶100毫升，攪打均勻，蛋液再倒入過篩。

5. 放入烤箱以200℃烤20分鐘即可。

營養師小叮嚀：此道料理以燕麥塔皮取代麵粉，除了降低精製澱粉的升糖指數，也增加B群、膳食纖維質的攝取，避免血糖快速上升累積脂肪、也增加飽足感，若擔心甜食點心熱量較高，可於早餐或運動後食用！

若有蛋液表面有氣泡可用湯匙撈除，以免表面凹凸不平，且避免烤箱溫度過高及烘烤時間過久，使得蛋塔餡表皮有皺褶。

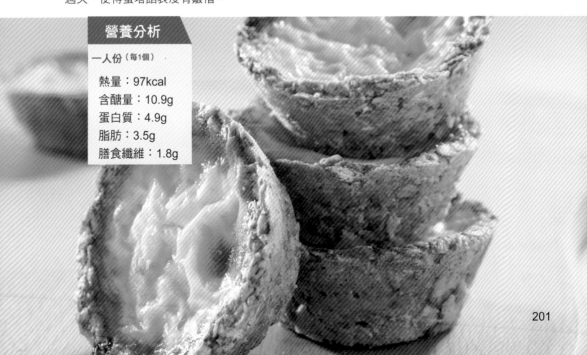

營養分析

一人份（每1個）

熱量：97kcal
含醣量：10.9g
蛋白質：4.9g
脂肪：3.5g
膳食纖維：1.8g

香蕉燕麥餅乾

烹調器具
烤 箱

材料（**10 片**）

	●中度低醣	●低醣
香蕉（去皮）	200g	
燕麥片	100g	
蔓越莓乾	40g	

作法

1. 香蕉搗碎，將所有食材拌勻。
2. 材料揉捏成團，按扁成圓狀，放入烤箱盤。
3. 烤箱預熱180℃。
4. 放入烤箱烤20分鐘。

營養分析

一人份（1片）

熱量：60kcal
含醣量：10.8g
蛋白質：1.4g
脂肪：1.1g
膳食纖維：1.3g

營養師 小叮嚀：此道料理無使用精製糖，以香蕉、蔓越莓乾的自然甜味取代砂糖，香蕉中含有膳食纖維質、色胺酸、維生素B$_6$、鉀及鎂，具有穩定情緒、增加飽足感的作用。
此道料理無使用油脂，加上香蕉濕軟的口感，是方便咀嚼的軟式餅乾喔！

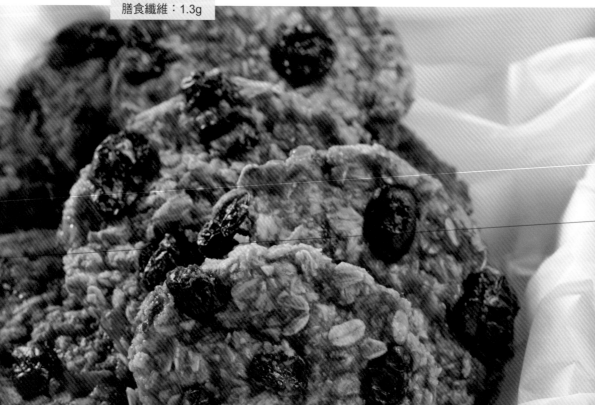

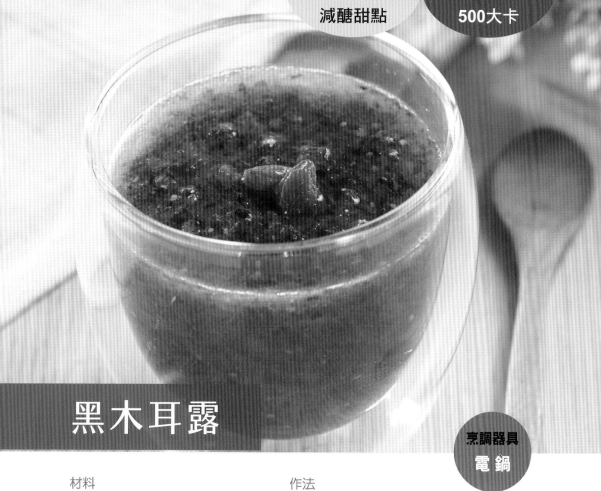

黑木耳露

烹調器具
電鍋

材料

	●中度低醣	●低醣
乾黑木耳	20g	
紅棗	20g	
桂圓	30g	
枸杞	10g	
赤藻糖醇	8g	

營養師小叮嚀：黑木耳膳食纖維質豐富100公克有7.4公克的膳食纖維，水溶性纖維可延緩血糖上升、非水溶性纖維可幫助排便，此款飲品相當適合有便祕情形的人飲用，能幫助清除宿便！
此款甜品的紅棗、桂圓、枸杞皆屬於水果類，可提供甜味，因此可取代一般砂糖。

作法

❶ 乾黑木耳以溫水泡開備用。

❷ 紅棗切開去籽。

❸ 黑木耳、紅棗、桂圓、枸杞加水約500毫升後，放入電鍋內鍋，外鍋再加入一杯水，按下加熱，電鍋跳起後再加入赤藻糖醇，外鍋再加入一杯水，再按一次。

❹ 待電鍋跳起後放涼，放入果汁機打攪成泥狀。

❺ 可視個人喜好的濃稠度，添加水量。

營養分析

一人份（約200毫升）

熱量：50kcal
含醣量：11.1g
蛋白質：1.2g
脂肪：0.1g
膳食纖維：2.2g

奇亞籽水果優格

材料（6個）

	●中度低醣	●低醣
香蕉	10g	
藍莓	10g	
木瓜	10g	
火龍果	10g	
奇亞籽	10g	
優格	100g	

作法

❶ 香蕉去皮切片、木瓜去皮切丁、火龍果去皮切丁、藍莓洗淨。

❷ 將優格放入碗中、鋪上步驟 ❶ 的水果、撒上奇亞籽即可。

營養師小叮嚀：藍莓富含花青素、木瓜富含β-胡蘿蔔素、火龍果富含甜菜紅素、香蕉富含維生素C，這些水果富含天然抗氧化物及膳食纖維質，加上優格富含益生菌，都是對腸道健康有助益的食物喔！

奇亞籽屬於高膳食纖維的油脂與堅果種子類，仍具有熱量，建議一天以15公克膳食纖維為限。

此道甜品富含水果及優格，有天然果糖及乳糖，適合取代1份的奶類及1份的水果類喔！

營養分析

一人份

熱量：156kcal
含醣量：22.3g
蛋白質：4.2g
脂肪：5.7g
膳食纖維：4.8g

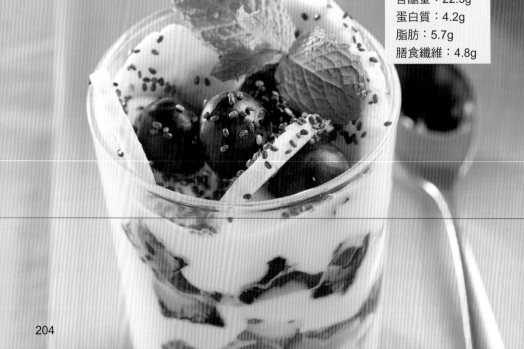

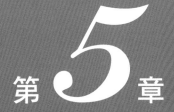

第 **5** 章

外食族減醣祕笈

外食低醣聰明吃

門診時許多人常好奇問我：「我吃外食也能執行低醣飲食嗎？」的確，外食若不留意，常常陷入「高醣」的飲食陷阱；根據統計，有將近7成的國人是三餐在外的外食族。外食飲食常有「澱粉量過多」、「蔬菜量不足」、「配菜多炸物或加工食品」、「多精製糖含糖飲料」等飲食問題；然而接下來的外食低醣祕笈，將詳細破解各種外食地點，教你聰明選擇低醣食物、避開高醣地雷區；就算外食，一樣能吃飽又健康瘦身！！

外食5大高醣陷阱

　　外食店家林立，上班族為了填飽肚子，常常選擇方便、快速的用餐地點：便當店、便利商店、速食店、自助餐等，省事又快速，常常來不及思索食物種類，早已快速吞下肚；休息時間同事揪團一起訂飲料、肚子餓時找餅乾零食充飢等，日積月累，導致偏向高醣飲食習慣而不自知。以下幾項陷阱，你中了幾項？

1. 高澱粉食物：

　　許多人認為白飯、麵條、麵包等為高飽足感的來源，認為三餐一定要吃澱粉才會有飽足感，往往不小心就攝取過量。高澱粉量的外食美食如：燒餅油條、中式飯糰、炒飯、牛肉麵、燴飯等。

　　另外，隱身在配菜中的非青菜類澱粉食材，如南瓜、馬鈴薯、地瓜、玉米粒，也需留意；還有火鍋配料如魚餃、燕餃、蟹肉棒、魚板，滷味中的甜不辣、米血糕，以及套餐中搭配的薯餅、薯條、餐包、濃湯等，這些皆大大增加澱粉攝取量。

2. 手搖飲料：

　　手搖飲料店眾多，成年人平均每人每天攝取1～2次甜飲料者約近三成。好喝又暢銷的飲料像珍珠奶茶、翡翠檸檬、養樂多飲品等，皆居高糖之首；一杯700毫升有12～15顆方糖。有的飲料中配料也會添加澱粉類食材，如珍珠、紅豆、綠豆、芋頭、薏仁等；還有口感偏酸的飲料為了適口性，會添加更多糖。

　　全糖飲料中約有10顆方糖，即使是微糖飲料，也約有3顆方糖（15公克）的量，這些身體不需要的糖將快速上升血糖，累積成體脂肪。

3. 高醣點心：

　　上班族肚子餓時不乏買零食點心來充飢，常見的小零食像蜂蜜蛋糕、虎皮蛋糕、甜甜圈等，小小一份醣量及油脂含量皆不少。

　　常常被認為很健康的蘇打餅乾、口糧餅乾、無糖餅乾，僅僅1～3片也有1/4碗飯的澱粉量，常常越吃越順口，不小心就吃過量。

4. 烹調方式：

傳統中式料理以勾芡、燴、糖醋、蜜汁、油炸增加口感香氣及色澤，其中使用的太白粉、糖、玉米粉、麵包粉、酥炸粉等皆屬醣類，其中油炸的方式如濕粉炸，因為食材較濕潤或以裹兩次粉的方式，又比乾粉炸來的醣量及熱量較高。

5. 各式沾醬：

外食不乏各式沾醬：醬油、沙茶醬、甜麵醬、糖醋醬、烤肉醬、番茄醬等，這些沾醬除了增加隱藏的糖分外，鹽分鈉量的攝取量也會增加，容易使水分滯留，導致水腫，使體重難以下降。

外食5大高醣陷阱

隱藏高醣 食物項目	食物種類/致胖原因
高澱粉食物	代表食物：燒餅油條、中式飯糰、炒飯、牛肉麵、燴飯、薯餅、薯條、濃湯等 致胖原因：這些食物原本就屬於澱粉類食材，而像油條、薯餅、薯條又為油炸物，油條一根除了有1/4碗飯之外，也有將近2湯匙的油脂，這些高澱粉又高油的食物熱量高，很容易累積體脂肪
手搖飲料	代表食物：珍珠奶茶、翡翠檸檬、養樂多飲品等 致胖原因：添加糖為主要造成高熱量的原因，一杯全糖的飲料約有10顆方糖、半糖7顆、少糖5顆、微糖3顆，且相較於複合式的醣：澱粉等，更容易快速上升血糖
高醣點心	代表食物：蜂蜜蛋糕、虎皮蛋糕、甜甜圈、蘇打餅乾等 致胖原因：這些食物原本就是澱粉類之外，也添加不少精製糖，以虎皮蛋糕為例，額外添加的糖有8顆方糖，小小一個蛋糕有450大卡，若是天天選這類點心，很容易使體型成為泡芙一族！
烹調方式	代表食物：勾芡、燴、糖醋、蜜汁、油炸等 致胖原因：額外添加澱粉或糖的烹調方式，點餐時若不稍加注意，很容易被忽略，勾芡常使用的太白粉2湯匙約有1份醣=1/4碗飯
各式沾醬	代表食物：醬油、沙茶醬、甜麵醬、糖醋醬、烤肉醬、番茄醬等 致胖原因：這些調味料因為額外添加糖，若過量使用也將增加糖量，以速食店常用一小盒糖醋沾醬為例，也約有10公克糖(2顆方糖)

外食減醣5大祕訣

1. 慎選用餐地點：

外食族往往因工作忙碌，匆促之餘無暇顧及用餐地點，下班時又需要應酬、聚餐，而使得飲食漸漸偏向高醣而不自覺，「用餐地點」將決定這餐的食物種類，不可不慎選！！

平時在挑選用餐地點時，以能提供多樣化菜色，能兼具蔬食料理，像炒青菜、生菜沙拉、小菜等，以及豆魚肉料理，像皮蛋豆腐、滷豆干、滷蛋、茶碗蒸、雞肉、魚肉等為優先考量。

避免菜色僅提供澱粉類如飯或麵等的料理，或是套餐式料理；主餐加上甜點或飲料，容易使得醣量攝取過多，這類的用餐地點盡量不要選。

火鍋店、自助餐、滷味等這些用餐地點，能挑選多樣化菜色為最佳選擇。

其實，現在許多店家都開始注意食材多元性，像速食店、便利商店等提供生菜沙拉、烤雞、雞胸肉等，執行低醣飲食不妨可考量選擇這些地點喔！

2. 低醣菜單搭配：

菜單上琳瑯滿目的菜色，令人眼花撩亂，點餐時以搭配青菜、豆魚蛋肉、澱粉多樣菜色為原則，如燙青菜＋皮蛋豆腐＋小碗雞肉飯。

許多人往往不清楚店家的料理方式，而落入加糖的陷阱，這時可多詢問店家如何烹調？用什麼調味料？像糖醋肉、蜜汁雞腿、燴三蔬等，都隱藏著糖，建議多挑選以清炒、蒸、煮等方式的料理，以減少累積糖分。

3. 選對醬料：

火鍋店少不了各種沾醬：醬油、沙茶醬、辣椒醬、蒜泥、蘿蔔泥等，建議以新鮮調味料：蒜泥、蘿蔔泥為主，其他調味料酌量使用，否則一餐下來，可能因為醬料的緣故，額外增加不少糖量及鹽分。

滷肉飯、肉燥、焢肉等常用的滷汁也須多加留意，請店家盡量減少額外在飯上加滷汁。炒麵、肉圓上淋的甜麵醬、甜辣醬等，避免額外加過多的醬。薯條或雞塊的番

茄醬與糖醋醬，也需酌量使用，以原味或胡椒鹽為主。

4. 低醣飲品及點心：

常有人問，低醣飲食時可以喝飲料嗎？像無糖茶、黑咖啡、氣泡水是沒有糖分的，而枸杞茶、桂圓紅棗茶、牛蒡茶仍會有些糖分，牛奶、優酪乳、鮮奶茶、添加牛乳的拿鐵則本身就有乳糖，宜適量飲用，都不宜過量當水喝。無糖豆漿、豆乳則屬豆魚蛋肉類，可與肉或魚等蛋白質食物替換。

肚子餓時點心選擇建議以茶葉蛋、蒸蛋、毛豆替換澱粉類的麵包或餅乾，或是將女生拳頭大小的水果，如一顆小蘋果或小芭樂，當做餐間的點心，盡量避免蛋糕、餅乾、麵包等額外添加精製糖的食物。

5. 規劃用餐時間：

若能選擇聚餐時間的話，宜規劃白天時段；因為午餐若食用過多醣量，晚餐仍有彈性調整的空間，可減少攝取，而且有比較充裕的時間增加活動量，消耗多餘的熱量。建議晚餐用餐時間不要超過八點，以避免囤積脂肪，且因腸胃道仍處於消化狀況，而影響睡眠情形。

若能三餐定時定量，相較於少量多餐來得好。因為進食時血糖上升，負責身體合成的賀爾蒙胰島素就會分泌，容易累積脂肪；加上點心攝取，可能有過量或容易選擇到醣類食物的情形。

三餐分量的安排，建議早餐、午餐、晚餐採倒三角法；白天攝取量最多，晚餐的攝取量減少。醣類食物分量因白天工作期間消耗量較大，可安排於此時段進食，這樣的方法可加快減脂速率。

外食減醣選選看

減醣選選看 火鍋店，開心聚餐去

　　天冷的時候許多人最愛去火鍋店打牙祭，或喝一碗熱騰騰的薑母鴨、羊肉爐或雞湯，讓身體跟心靈都能跟著溫暖起來；而且店裡陳列著琳瑯滿目、多樣化的食材，也是會讓大家一再光顧的原因。

　　而這麼多種類的食材，若不多留意慎選，很可能會落入高醣肥胖的陷阱。選選看你平常吃火鍋時，都選擇什麼食材？再看看營養師挑出的醣類食物，注意這些食物的分量，外食吃火鍋一樣能低醣瘦身喔！

菜單

主食及配料

☐1. 金針菇	☐8. 鮮魚片	☐15. 白蘿蔔	☐22. 羊肉片
☐2. 大陸妹	☐9. 水晶餃	☐16. 山藥	☐23. 玉米筍
☐3. 玉米	☐10. 豆皮	☐17. 冬粉	☐24. 皇帝豆
☐4. 高麗菜	☐11. 燕餃	☐18. 蟹肉棒	☐25. 水蓮
☐5. 豬血糕	☐12. 南瓜	☐19. 香菇	☐26. 蛤蜊
☐6. 芋頭	☐13. 凍豆腐	☐20. 豬肉片	
☐7. 土雞肉	☐14. 蛋餃	☐21. 花枝	

醣類食材：3.5.6.9.11.12.14.16.17.18.24.

❶火鍋除了白飯、麵條、冬粉等澱粉以外，像玉米、南瓜、芋頭、山藥這些都屬於全穀雜糧類食材，建議可多選擇這些纖維質較多、升糖指數較低的食材當做澱粉來源，這些食材的分量半碗約等於1份醣（1/4碗飯）；❷然而豬血糕、水晶餃、蟹肉棒、燕餃等加工火鍋料，屬澱粉類且油脂及鹽分較高，宜盡量避免！！❸若是配料都選到醣類食材，很容易醣量及熱量攝取過量，使得瘦身效果大打折扣！！

營養師的瘦身小撇步

　　火鍋是能吃到青菜、優良蛋白質的用餐好地方，只要注意多挑選新鮮食材青菜類及低中脂蛋白質，避開高脂肉如培根、大腸、梅花肉等及加工火鍋料，湯頭選擇清湯如昆布湯頭、柴魚湯頭，避免麻辣湯頭、沙茶湯頭、起司鍋等高熱量湯底，沾醬盡量減少，或選擇蔥蒜醬，注意醣類食材分量，則可以吃得飽，又能低醣瘦身！！

火鍋店低醣飲食原則

火鍋店低醣搭配

全穀雜糧類

優先選擇南瓜或玉米等高纖澱粉，避免白飯、麵及加工火鍋料：魚板、麻糬等

蔬菜類

請店家把加工丸、餃類換成青菜

豆魚蛋肉類

只要不是加工的魚丸、貢丸或高脂的培根、梅花肉片、大腸等，選擇瘦肉片及海鮮都可以

湯品

選擇昆布、海帶湯底，若是沙茶鍋或麻辣鍋則不喝湯

沾醬

醬料建議可以多加蔥、蒜、辣椒或白蘿蔔泥之類的辛香料提味，沙茶醬、豆瓣醬、豆腐乳需酌量食用

火鍋店低醣飲食示範

　　想要吃出窈窕，不妨試試看以下的火鍋店示範搭配，以一餐2份醣的分量為例，選擇一種全穀雜糧類，兼顧低醣、均衡搭配青菜及蛋白質的概念，外食一樣能吃得飽、輕鬆瘦！

2份醣	全穀雜糧	青菜	蛋白質
	南瓜1碗	大番茄	雞腿肉
	玉米1.5條	玉米筍	魚肉
	芋頭半碗	大陸妹	蝦子
	地瓜半碗	香菇	蛤蜊
	冬粉1把	金針菇	牛肉片
火鍋店		高麗菜	豬肉片
		青花菜	羊肉片
		筊白筍	花枝
		茼蒿	豆腐
		綠豆芽	豆皮

1.若要吃甜點等醣類食物，需與以上全穀雜糧類食物替換
2.全穀雜糧類食物分量可依個人需要依比例調整為1份醣
3.青菜、蛋白質及全穀雜糧比例建議：3：2：1

吃到飽餐廳裡菜色五花八門、各式各樣，一直是許多人心中的美食勝地，也是聚餐、大啖美食時的首選。許多人心中想的是，既然要吃大餐就要吃得划算，然而吃下過多隱藏的澱粉類食物，可能讓飽足感大增，吃不下其他美食了！

吃到飽餐廳的好處就在於可以自由選擇，這麼多樣化的菜色中，來看看自己是不是常常選到醣類食物呢？認識吃到飽餐廳中的醣類食物，掌控醣量、平衡食物選擇，讓自己減少爆醣的機會，才不會讓前往窈窕身形之路上的努力，功虧一簣！

菜單

主菜及附餐

□1. 生魚片	□8. 義大利麵	□15. 果汁	□22. 四神湯
□2. 壽司	□9. 咖哩	□16. 冰淇淋	□23. 紅豆紫米湯
□3. 焗烤白菜	□10. 燒賣	□17. 蛋塔	□24. 南瓜濃湯
□4. 披薩	□11. 螃蟹	□18. 玉子燒	□25. 炒豌豆夾
□5. 牛排	□12. 生蠔	□19. 烤雞腿	□26. 竹笙湯
□6. 烤鯖魚	□13. 炸蝦	□20. 奶酪	
□7. 天婦羅	□14. 豬肋排	□21. 果凍	

醣類食材：2.3.4.7.8.9.10.13.15.16.17.18.20.21.22.23.24.

❶冷盤區中的壽司、熱食區的燒賣等港式點心，皆是分量較小的澱粉類選擇；1份醣（1/4碗飯）約等於1.5個壽司或3個燒賣，建議可優先選擇。❷而隱藏在料理中的如：焗烤白菜的白醬有麵粉、咖哩有馬鈴薯、炸蝦外皮的炸衣，皆有醣類；而調味方式像玉子燒，會額外添加糖，也是屬於醣類食物。
❸湯品中四神湯有蓮子、薏仁及紅豆紫米的紅豆、紫米及南瓜濃湯的南瓜，皆屬澱粉類食材，若不想增加額外醣類攝取，可換成蔬菜清湯等，像竹笙則為青菜。❹吃到飽餐廳中最受大家矚目的非「甜點」莫屬了，除了蛋糕外，可優先選擇奶酪及果凍，這類甜點相較於蛋糕類的甜食，醣分量較少。❺飲料則建議以無糖茶、黑咖啡為主；以為很健康的果汁、蔬果汁，仍會額外加糖喔！

營養師的瘦身小撇步

吃到飽餐廳用餐時，建議先吃菜，多夾取各種顏色的生菜沙拉或青菜，補足植化素，也能增加纖維質攝取，避免糖分快速上升。再來選擇蛋白質，海鮮冷盤區像生魚片、螃蟹、蝦子、生蠔等，熱食區的烤鯖魚、牛排、烤雞等，都是能回本的划算選擇。最後再吃澱粉類食物，因為澱粉類食物眾多，建議夾取2～3樣即可。

吃到飽低醣飲食原則

吃到飽低醣搭配

全穀雜糧類

優先選擇蒸籠點心：燒賣、水餃、餛飩等，避開高澱粉量的焗烤、炒飯、麵包、義大利麵等

蔬菜類

先來盤生菜沙拉或青菜，不同顏色的蔬菜中有不同的植化素喔

豆魚蛋肉類

生魚片、海鮮(螃蟹、牡蠣、干貝)等、烤雞、烤牛排等，都是很好吃回本的食物

飲料

選擇無糖紅/綠茶，避免果汁、奶茶等

甜品

各式各樣的甜點中以果凍、奶酪類，相較於蛋糕，醣量較低，建議與親朋好友們分享

吃到飽低醣飲食示範

　　吃到飽想要吃出窈窕，不妨試試看以下的吃到飽示範搭配，以一餐2份醣的分量為例，選擇一種全穀雜糧類，兼顧低醣、均衡搭配青菜及蛋白質的概念，外食一樣能吃得飽、輕鬆瘦！

2份醣	全穀雜糧	青菜	蛋白質
吃到飽	炒麵1碗	炒青菜	生魚片
	披薩1片	生菜沙拉	牛排
	燒賣6個	青菜湯	烤雞腿
	炒飯半碗		螃蟹
	小餐包2個		扇貝
	壽司2個		生蠔
			煎魚
			明蝦
			豬肋排
			羊小排

若要吃甜點等醣類食物，需與以上全穀雜糧類食物替換

　　除了中秋節時，家家戶戶少不了團圓烤肉之外，平日想要大口吃肉，總會想到「燒烤店」。街道上各式的燒烤店林立，韓式燒烤、日式燒肉等，多元化的食材、歡樂的氛圍，讓燒烤儼然成為大家聚餐常常光顧之地。

　　燒烤除了吸引人的肉類食材之外，也有各式食材，蔬菜、丸子、麻糬等；而吃肉總不免來一瓶啤酒或飲料等，更是許多人喜愛的搭配，不知不覺中會不會醣分過量？來看看這些常見的燒烤食材中，有沒有你常吃的食材呢？

菜單

🍲

主菜及附餐

☐1. 豬五花	☐8. 麻糬	☐15. 虱目魚丸	☐22. 筊白筍
☐2. 牛小排	☐9. 秋刀魚	☐16. 涼拌洋蔥	☐23. 甜不辣
☐3. 雪花牛	☐10. 扇貝	☐17. 杏鮑菇	☐24. 雞軟骨
☐4. 低脂牛	☐11. 起司洋芋	☐18. 青椒	☐25. 柚子酒
☐5. 蛤蜊絲瓜	☐12. 茶泡飯	☐19. 冰心地瓜	☐26. 魚下巴
☐6. 花枝	☐13. 牛舌	☐20. 葡萄沙瓦	
☐7. 豬菲力	☐14. 山藥	☐21. 和風沙拉	

醣類食材：8.11.12.14.15.19.20.23.25

❶吃燒烤時常見的加工食材如麻糬、魚丸、甜不辣、米血糕等，因為製作過程中會添加麵粉，為容易被忽略的醣類食物；❷4顆魚丸、2顆麻糬燒約等於1份醣（1/4碗飯），而建議以纖維較高的山藥、地瓜等為優先選擇。
❸眾多飲料令人眼花撩亂，酒精性飲料常常容易被忽略糖分，沙瓦、柚子酒每100毫升約有2顆方糖（10克碳水化合物），建議可無限暢飲無糖茶，又不擔心糖分上升。

營養師的瘦身小撇步

　　吃燒烤時各式各樣的肉類及海鮮中，豬五花、牛小排、雪花牛，比起低脂牛、豬菲力、魚類及海鮮等油脂含量較高，容易造成肥胖、心血管疾病，需特別注意食用量。

　　各種沾醬如烤肉醬、燒肉醬等，含有少許糖分，以海鹽、胡椒鹽分量較低，但是仍須考量鹽分量，重口味太鹹會導致口渴更想喝飲料，高血壓者也需特別注意鹽量喔！

燒烤店低醣飲食原則

燒烤店低醣搭配

全穀雜糧類

優先選擇全穀雜糧：地瓜、山藥、玉米等，注意加工品：丸子、麻糬等

蔬菜類

烤青菜越多越好，烤青椒、生菜包肉都是不錯的選擇

豆魚蛋肉類

建議多選擇低中脂的海鮮、魚肉、雞肉、瘦肉，少吃五花、梅花、培根

飲料

酒精性飲料：沙瓦、調酒及氣泡性飲料：可樂、雪碧等仍有醣分，建議以無糖茶為優先

甜品

建議選擇水果，或與家人、朋友分享甜點

燒烤店飲食示範

吃燒烤想要吃出窈窕，不妨試試看以下的燒烤示範搭配，以一餐2份醣的分量為例，選擇一種全穀雜糧類，兼顧低醣、均衡搭配青菜及蛋白質的概念，外食一樣能吃得飽、輕鬆瘦！

2份醣	全穀雜糧	青菜	蛋白質
燒烤店	地瓜半碗	青椒	低脂牛
	玉米1.5條	金針菇	雞胸
	茶泡飯半碗	香菇	雞腿肉
	甜不辣2塊	絲瓜	草蝦
	豬血糕2塊	和風沙拉	豬里肌
	麻糬4個	四季豆	干貝
	山藥1碗	玉米筍	生蠔
	寧波年糕10塊	美生菜	蛤蜊
		洋蔥	鯛魚
		杏鮑菇	秋刀魚

若要吃甜點等醣類食物，需與以上全穀雜糧類食物替換

上班族忙碌之餘，早餐常匆匆解決，長期下來可能產生營養不均衡使得精神不濟、偏向高醣導致肥胖的問題。然而早餐是一天的開始，好的早餐選擇：多蔬食、優良蛋白質，可提升精神活力，也不易發胖喔！

不論是中式早餐或是西式早餐店，食物選擇皆有許多澱粉類食物，一不小心就可能選擇到高精製澱粉又高油的食物，燒餅油條、鐵板麵、厚片、可頌堡等。來看看以下早餐店菜單，哪些屬於醣類食物？有哪些是屬於低醣的早餐選擇呢？

菜單

主菜及附餐

□ 1. 蘿蔔糕	□ 8. 鐵板麵	□ 15. 無糖黑豆漿	□ 22. 九層塔蛋餅
□ 2. 肉片	□ 9. 花生厚片	□ 16. 蔬菜全麥蛋餅	□ 23. 燕麥豆漿
□ 3. 生菜沙拉	□ 10. 可頌漢堡	□ 17. 無糖豆漿	□ 24. 蔬菜湯
□ 4. 荷包蛋	□ 11. 薏仁漿	□ 18. 火腿	□ 25. 培根
□ 5. 乳酪餅	□ 12. 薯餅	□ 19. 傳統飯糰	□ 26. 鮪魚全麥吐司
□ 6. 米漿	□ 13. 無糖綠茶	□ 20. 美式咖啡	
□ 7. 小熱狗	□ 14. 雞腿排	□ 21. 燒餅油條	

醣類食材：1.5.6.8.9.10.11.12.16.19.21.23.26.

❶早餐店中低醣的早餐選擇有蘿蔔糕、蛋餅、烤吐司、漢堡等，而高醣量又高油脂的有中式飯糰、燒餅油條、鐵板麵、可頌堡、花生厚片等，建議在搭配上可加點生菜沙拉、煎蛋、煎肉片或雞腿排等，吃得飽無負擔又能低醣瘦身！

❷早餐店的飲品需特別注意米漿、燕麥飲品、山藥豆漿、南瓜豆漿等，雖然有全穀類很健康，但是會額外添加糖，且主餐已經有澱粉了，若又選擇到澱粉類飲品，將使醣量過量，建議選擇無糖豆漿、黑咖啡等。

營養師的瘦身小撇步

因為早餐店內多醣類食物，店家選擇上以能有生菜沙拉、單點肉片或煎蛋，有無糖豆漿等的早餐店家為優先考量。像我自己，早餐會點蔬菜蛋餅或鮪魚烤吐司加青菜不加沙拉醬，飲品則配無糖豆漿，就能吃得飽，澱粉又不過量。

早餐店的肉類像高脂的培根、卡啦雞腿等需特別注意，以油脂較少的雞腿排、豬里肌、鮪魚為較佳的選擇，附餐的薯餅、雞塊、熱狗可換成生菜沙拉，就能是低醣且營養均衡的一餐囉！

早餐店低醣飲食原則

早餐店低醣搭配

全穀雜糧類

優先選擇2-3份醣（15-30克碳水化合物），如：蛋餅、吐司、蘿蔔糕或漢堡，避免高澱粉的燒餅油條、中式飯糰、鐵板麵等，這些食物至少4份醣（60克碳水化合物）以上

蔬菜類

生菜沙拉或蛋餅、吐司加蔬菜的方式，都可增加蔬菜量

豆魚蛋肉類

煎蛋、里肌肉、雞腿排，可詢問店家是否可單點

飲料

建議清漿（無糖豆漿）、無糖拿鐵、黑咖啡等，米漿、紅茶、奶茶等糖分皆不容小覷，避免含全穀雜糧類的飲品：燕麥飲、南瓜豆漿、山藥薏仁等

早餐店低醣飲食示範

　　早餐店外食想要吃出窈窕，不妨試試看以下的早餐示範搭配，以一餐2份醣的分量為例，選擇一種全穀雜糧類，兼顧低醣、均衡搭配青菜及蛋白質的概念，外食一樣能吃得飽、輕鬆瘦！

2份醣	早餐品項	飲品
西式	蔬菜起司蛋餅	無糖豆漿
	燻雞蛋餅	無糖黑豆漿
	雞腿排吐司	無糖紅茶
	鮪魚吐司	無糖綠茶
中式	菜包子	無糖烏龍茶
	韭菜盒	黑咖啡
	水煎包	
便利商店	御飯糰	
	烤雞三明治	
	包子	

速食店以方便、快速、24小時全天候、店家眾多而擄獲人心，有研究調查顯示有七成民眾，每月至少吃一次速食。速食店的營業時間，幾乎可直接包下大家的早餐至晚餐，常常吃速食店，究竟健不健康？怎麼吃才能低醣瘦身呢？

速食店給人「多炸物」、「少蔬菜」的印象，而隨著健康養生觀念興起，現在的速食店也開始出現生菜沙拉、無糖茶囉！只要跟著營養師挑選主餐、附餐及飲品，合適的選擇，均衡搭配青菜、蛋白質，速食店一樣可避開高醣風險，吃得飽又健康！

菜單

主菜及附餐

☐ 1. 雞肉三明治	☐ 5. 蘋果派	☐ 9. 卡啦雞腿堡	☐ 13. 鮮菇濃湯
☐ 2. 黑咖啡	☐ 6. 雞翅	☐ 10. 蔬菜湯	☐ 14. 聖代
☐ 3. 可樂餅	☐ 7. 冰紅茶（無糖）	☐ 11. 嫩煎雞腿堡	☐ 15. 洋蔥圈
☐ 4. 生菜沙拉	☐ 8. 香腸	☐ 12. 薯條	☐ 16. 薯球

醣類食材：1.3.5.9.11.12.13.14.15.16

❶主餐漢堡的口味盡量以煎或煮的肉類，如煎雞腿排漢堡或雞肉三明治，避開選擇因油炸麵衣而增加澱粉的卡啦雞腿堡、炸蝦堡等。❷附餐可選擇沙拉、滷雞翅，而薯條、薯餅、炸雞翅，皆會增加澱粉量，一塊薯餅、一份炸雞翅皆有1份醣（1/4碗飯）的醣量。❸甜點像：蘋果派、聖代、蛋捲冰淇淋可替換成水果，或與人分享，減少醣量。❹飲品或湯品可選擇可樂zero或無糖綠／紅茶，湯品像玉米濃湯、南瓜濃湯皆有1份醣。

營養師的瘦身小撇步

現在大多數的速食店已經開始提供生菜沙拉、雞肉地瓜沙拉或藜麥地瓜沙拉，裡頭有好的澱粉如地瓜、紅藜、玉米等，也有低脂雞肉，很適合當做減脂低醣的正餐輕食。下次到了速食店除了漢堡，這樣一份均衡的沙拉，也是低醣好選擇喔！

速食店低醣搭配

全穀雜糧類

漢堡、米漢堡、吐司皆屬醣類,注意肉類不要再選擇裹粉油炸的,像卡啦雞、炸蝦等或薯餅吐司

蔬菜類

烤雞沙拉、牛肉沙拉、鮮蔬沙拉等,醬料可選擇和風醬

豆魚蛋肉類

煎、滷的肉類,取代油炸

飲料

建議無糖飲品、可樂zero,取代含糖飲料,以水果取代聖代、蘋果派

速食店低醣飲食示範

2份醣	全穀雜糧	青菜	蛋白質
速食店	青蔬滿福堡	四季沙拉	酥嫩雞翅
	滿福堡	烤雞沙拉	烤雞腿
	豬肉滿福堡	夏威夷鮮蔬沙拉	義式香草紙包雞
	豬肉蛋堡	雞肉地瓜總匯沙拉	
	火腿蛋堡	鮮蔬沙拉	
	吉事漢堡		
	麥香魚		
	蜜汁烤雞堡		

1.全穀雜糧類食物份量可依個人需要依比例調整為1份醣
2.青菜、蛋白質及全穀雜糧比例建議:3:2:1

　　自助餐為最方便吃足各式青菜、豆類及瘦肉及高纖好澱粉的用餐地方！菜色多樣化、自由夾取，可調整食用量，皆是執行低醣飲食時的推薦之地，而多樣化的菜色中，仍要注意隱藏的醣類食材及烹調方式！

　　門診時遇到常常遇到外食族抱怨：「外食很難吃到青菜！」營養師通常會建議大家找找附近有沒有自助餐，而自助餐的菜色這麼多，來看看哪些可能隱藏著醣分吧！

菜單

主菜及附餐

□1. 炒四季豆	□8. 蒸蛋	□15. 苦瓜蒸肉	□22. 桂竹筍
□2. 鯖魚片	□9. 炒米粉	□16. 炒玉米粒	□23. 炒黑木耳
□3. 螞蟻上樹	□10. 糖醋肉	□17. 炒豆干	□24. 山藥肉片
□4. 蒜泥白肉	□11. 玉米筍	□18. 炒豆芽菜	□25. 炒豬肝
□5. 蒸南瓜	□12. 油飯	□19. 涼拌蓮藕	□26. 香煎豆腐
□6. 炒茄子	□13. 番茄炒蛋	□20. 蜜汁雞腿	
□7. 煎魚	□14. 白斬雞	□21. 炒四色	

醣類食材：3.5.9.10.12.16.19.20.21.24

❶自助餐中容易被當成是青菜的澱粉食材：南瓜、山藥、玉米粒、蓮藕及螞蟻上樹的冬粉、炒四色裡的青豆仁，皆是澱粉類食材，若不吃白飯，建議可選擇高纖低升糖指數的蒸南瓜、山藥或玉米粒當做主食。❷加糖的烹調方式：糖醋肉、蜜汁雞腿則需要注意！建議以原味的白斬雞、煎魚、煎豆腐為主。❸自助餐若有提供五穀飯、糙米飯則是比精製白飯更好的選擇，依據國健署建議，三餐中有至少有一餐全穀雜糧類，可增加纖維質、維生素及礦物質，也避免血糖快速上升累積成脂肪。

營養師的瘦身小撇步

　　通常我去自助餐時會至少選擇三樣青菜，特別是平時較少吃到的青菜種類，量則能越多越好，搭配豆腐、魚肉或雞肉。自助餐小碗的飯約有3份醣，建議選擇小碗飯即可。

自助餐低醣飲食原則

自助餐低醣搭配

全穀雜糧類

優先選擇南瓜、地瓜、蓮藕、五穀飯等，飯量選擇小碗即可

蔬菜類

挑選各種顏色的蔬菜2-3樣，避開所有包裹麵衣油炸或勾芡的蔬菜

豆魚蛋肉類

挑選巴掌大的蒸魚/煎魚，或是瘦肉/滷豆腐

飲料

選擇清湯來喝，海帶湯/蘿蔔湯/紫菜蛋花湯都很好

自助餐低醣飲食示範

2份醣	全穀雜糧	青菜	蛋白質
快餐店	便當飯減半	炒地瓜葉	滷雞腿
	自助餐飯小碗再減	炒芹菜	蒸魚
	南瓜1碗	炒菠菜	煎魚
	地瓜半碗	炒豆芽菜	白切肉
		炒茄子	涼拌豆腐

許多上班族平常忙著上班，匆促之下，最常外食的地點就是便利商店，各式各樣的餐食，早餐到晚餐的餐食種類繁多、一應俱全；但是魔鬼藏在細節裡，便利商店的微波餐食、飲料、零食，看似很健康，其實暗藏著許多陷阱喔！

便利商店的微波餐食大多數都有「澱粉類過多」、「青菜類太少」的問題，飲料許多有「空熱量」、「精製糖量太多」的狀況，而零食類也要慎選，小心隱藏著「高澱粉高糖」及不好的油脂「反式脂肪酸」的情形。

菜單

主菜及附餐

□1. 御飯糰	□8. 優格	□15. 芋頭牛奶	□22. 綠豆牛奶
□2. 雞胸肉	□9. 拿鐵	□16. 鹽味毛豆	□23. 關東煮香菇
□3. 三明治	□10. 熱狗	□17. 蜜汁豬肉乾	□24. 茶碗蒸
□4. 生菜沙拉	□11. 有機栗子	□18. 無調味堅果	□25. 溫泉蛋
□5. 烤地瓜	□12. 烤雞翅	□19. 果菜汁	□26. 波蘿麵包
□6. 茶葉蛋	□13. 小香腸	□20. 燕麥飲	
□7. 烤雞腿	□14. 日式無糖綠茶	□21. 蕎麥涼麵	

醣類食材：1.3.5.8.9.11.15.17.19.20.21.22.26

❶便利商店的早餐常見的選擇：御飯糰、三明治、烤地瓜，約有2份醣（30公克碳水化合物），是很方便的低醣飲食選擇，而微波餐食：咖哩飯、炒麵、排骨便當、義大利麵、丼飯等，幾乎都至少有4份醣（60公克碳水化合物）以上，建議購買時多注意營養標示，選擇碳水化合物分量較少的。

❷蔬果汁、果汁看似很健康，但仔細看碳水化合物的含量其實不少，不僅膳食纖維質含量較新鮮蔬果少，還可能因攝取太多糖分而導致肥胖喔！而芋頭牛奶、綠豆或紅豆牛奶，因芋頭、綠豆、紅豆本身屬全穀雜糧類，且會額外添加糖，使得醣量大增，建議選擇原味鮮奶為佳，定量1份240cc為佳。

❸零食種類像餅乾等大多數都屬醣類，然而少數零食像堅果、毛豆，則分別為油脂及蛋白質類，可做為替代選擇。其他像豬肉乾、豆干在加工過程中，為了增加風味及色澤，會額外添加糖，仍需注意食用量。

便利商店的優勢為幾乎所有食品都有「營養標示」，可留意成分中有沒有添加糖及注意碳水化合物的量，挑選碳水較低的、符合自己一餐碳水需求的餐食；而外食常常容易攝取不足的蔬菜，也可在便利商店以生菜沙拉、關東煮青菜來補充，而肚子餓時，茶葉蛋、毛豆、雞胸肉、無糖豆漿等，也可是方便取得的食物喔！

便利商店低醣飲食原則

便利商店低醣搭配

全穀雜糧類

御飯糰、三明治、烤地瓜，皆是低醣的選擇，而微波餐食須注意營養標示，挑選碳水較低的

蔬菜類

可選擇生菜沙拉、溫沙拉、關東煮的青菜

豆魚蛋肉類

雞胸肉、烤雞腿、茶葉蛋、茶碗蒸、無糖豆漿皆是優良蛋白質，注意避免加工品：豬肉乾、熱狗、香腸

飲料

無調味鮮奶、無糖豆漿，富含營養價值，注意避免調味奶、含糖豆奶等

便利商店低醣飲食示範

2份醣	全穀雜糧	青菜	蛋白質
便利商店	御飯糰	生菜沙拉	茶葉蛋
	三明治	溫沙拉	茶碗蒸
	地瓜(小)	關東煮蔬菜	雞胸肉
	玉米	紫菜湯	滷雞腿
			無糖豆漿

　　台灣以各式各樣小吃著名，滷肉飯、蚵仔煎、炒麵、大腸麵線、肉圓，各有不少愛好者，想要大啖美食，又擔心體重體脂直直往上飆升，學習低醣搭配很重要，只要掌握技巧，餐餐吃小吃也不怕胖！

　　用餐前先注意看看這間小吃店有沒有「燙青菜」、「青菜湯」、「豆類或瘦肉等小菜」？如果有提供就太好了，是適合執行低醣飲食的小吃店，先從青菜及豆類及瘦肉開始吃，能增加飽足感、醣分又不過量喔！

菜單

主菜及附餐

□1. 燙青菜	□8. 蒜泥白肉	□15. 肝連湯	□22. 涼拌小黃瓜
□2. 肉燥湯麵	□9. 鍋貼	□16. 滷海帶	□23. 素雞
□3. 豬耳朵	□10. 肉骨茶湯	□17. 餛飩麵	□24. 青花菜
□4. 皮蛋豆腐	□11. 羊肉燴飯	□18. 豬血湯	□25. 虱目魚湯
□5. 滷肉飯	□12. 牛肉麵	□19. 魷魚羹麵	□26. 地瓜葉
□6. 滷土豆	□13. 蚵仔煎	□20. 滷豆干	
□7. 滷大腸	□14. 肉羹麵	□21. 大腸麵線	

醣類食材：2.5.9.11.12.13.14.17.19.21.

❶羹麵、燴飯因為用太白粉勾芡，增加澱粉量，建議選擇清湯、清炒為主，而麵食中以牛肉麵、拉麵、餛飩麵的醣量較肉燥湯麵、陽春麵等來得多，因此麵食類建議選擇湯麵，像陽春麵、肉燥湯麵等。鍋貼的醣量相較於水餃多，2顆鍋貼等於4顆水餃的醣量，因此想要吃得飽足又低醣可優先選水餃。
❷蚵仔煎、肉圓的沾醬多用甜麵醬，將增加糖量，建議請店家減量。❸小菜中可選擇涼拌小黃瓜、滷海帶、青花菜等小菜，而豆肉類中，像皮蛋豆腐、滷豆干、素雞等，是比高油脂的豬耳朵、滷大腸更不易發胖的選擇。湯品像青菜豆腐湯、肝連湯、虱目魚湯都是相較於勾芡的羹湯更低醣的好選擇。

營養師的瘦身小撇步

　　小吃攤多運用小技巧，大腸麵線用筷子吃避開羹湯、肉燥飯不淋滷汁、炒麵不加甜麵醬等，就能巧妙地減少醣分、鹽分及過多熱量。下次再看到這些食物時，也不必忌口，用對方法也能開心吃！

麵攤店低醣搭配

全穀雜糧類

優先選擇湯麵、避免勾芡麵食如：蚵仔麵線、肉羹麵
均衡搭配：適量的澱粉＋蛋白質＋蔬菜類

蔬菜類

青菜需要額外點，盡量越多越好等

豆魚蛋肉類

優先選擇烹調方式低油或少油的蛋白質：滷豆干、滷蛋、皮蛋豆腐
避免高脂蛋白質：豬耳朵、豬大腸、炸豆腐

湯品

盡量選擇青菜類或蛋白質的清湯，避免勾芡湯品如：酸辣湯、肉羹湯

小吃攤/麵攤店低醣飲食示範

2份醣	麵攤店品項	青菜	蛋白質	湯品
	水餃8粒	燙青菜	滷豆干	肝連湯
	鍋貼4粒	涼拌小黃瓜	皮蛋豆腐	豆腐湯
麵攤店	餛飩10粒	炒苦瓜	乾連肉	菌菇湯
	牛肉麵（麵只1/3）	滷海帶	白切肉	蛋花湯
	肉燥湯麵（麵只2/3）	青花菜	滷牛腱	蘿蔔湯

1.全穀雜糧類食物分量可依個人需要依比例調整為1份醣
2.全穀雜糧、青菜及蛋白質比例建議：3：2：1

減醣選選看　滷味／鹽水雞，想要打牙祭

　　台灣身為美食王國，從北到南都有夜市的蹤跡，而滷味及鹽水雞，更是夜市常見的庶民小吃，香氣撲鼻的滷汁在口中散開、嫩而多汁的雞肉，是心中難以忘懷的美味，且在各式各樣的小吃中，滷味及鹽水雞為多青菜、少油、少澱粉的選擇，相當適合低醣飲食！

　　然而滷味及鹽水雞的配料眾多，在大啖美食之餘，營養師也要提醒大家這些小吃隱藏的醣量喔！一起來看看，平常吃滷味及鹽水雞都怎麼點？醣類食物多不多、青菜及蛋白質有沒有足夠吧！

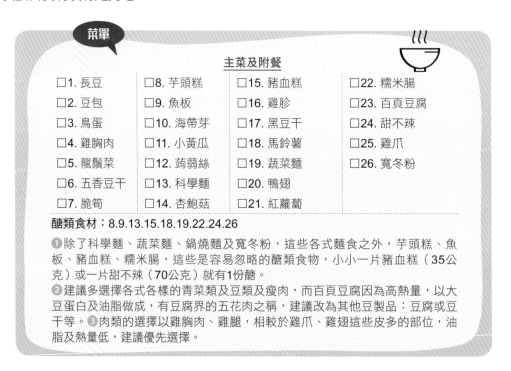

菜單

主菜及附餐

□1. 長豆	□8. 芋頭糕	□15. 豬血糕	□22. 糯米腸
□2. 豆包	□9. 魚板	□16. 雞胗	□23. 百頁豆腐
□3. 鳥蛋	□10. 海帶芽	□17. 黑豆干	□24. 甜不辣
□4. 雞胸肉	□11. 小黃瓜	□18. 馬鈴薯	□25. 雞爪
□5. 龍鬚菜	□12. 蒟蒻絲	□19. 蔬菜麵	□26. 寬冬粉
□6. 五香豆干	□13. 科學麵	□20. 鴨翅	
□7. 脆筍	□14. 杏鮑菇	□21. 紅蘿蔔	

醣類食材：8.9.13.15.18.19.22.24.26

❶除了科學麵、蔬菜麵、鍋燒麵及寬冬粉，這些各式麵食之外，芋頭糕、魚板、豬血糕、糯米腸，這些是容易忽略的醣類食物，小小一片豬血糕（35公克）或一片甜不辣（70公克）就有1份醣。
❷建議多選擇各式各樣的青菜類及豆類及瘦肉，而百頁豆腐因為高熱量，以大豆蛋白及油脂做成，有豆腐界的五花肉之稱，建議改為其他豆製品：豆腐或豆干等。❸肉類的選擇以雞胸肉、雞腿，相較於雞爪、雞翅這些皮多的部位，油脂及熱量低，建議優先選擇。

營養師的瘦身小撇步

　　滷味及鹽水雞的食材能自由選擇，可吃到青菜及低脂蛋白質，是相當推薦的低醣飲食小吃，門診時遇到不少夜班工作者，或晚上肚子餓想打牙祭、吃點東西的人，我都會建議買滷味、鹽水雞，有飽足感又均衡多樣化。

　　需特別注意滷汁、高湯、胡椒鹽的含量，以避免太鹹口渴而喝含糖飲料，反而增加精製糖的攝取喔！

滷味／鹽水雞低醣飲食原則

滷味/鹽水雞低醣搭配

全穀雜糧類

注意：芋頭糕、魚板、糯米腸、甜不辣、米血等屬於澱粉類

蔬菜類

盡量多選擇各式各樣的青菜

豆魚蛋肉類

可選擇豆干、豆包、雞胸肉、雞腿肉、豬瘦肉等

滷味／鹽水雞低醣飲食示範

2份醣	全穀雜糧	青菜	蛋白質
滷味/鹽水雞	冬粉1把	青菜3包	瘦肉片
	甜不辣2片	青菜3樣	豆干/豆腐
	玉米1.5根	青菜3樣	豬腱/嘴邊肉
	王子麵1包	燙青菜	雞腿/雞胸

1.全穀雜糧類食物份量可依個人需要依比例調整為1份醣
2.青菜、蛋白質及全穀雜糧比例建議：3：2：1

許多人會問：「減脂期能不能吃點心呢？」「我能吃哪些點心？」有許多零食點心是醣類食物，減脂期時建議三餐定時定量，少碰零食點心，就是怕一吃就吃過多而超量；然而只要注意醣量的概念，就能安心食用囉！

市面上有許多看似很健康的點心，像雜糧餅乾、無糖餅乾、水果乾等，看似是含有營養，但因為含添加物，若吃過多的話，仍然會對身體造成負擔。建議點心以1份醣（15公克）的碳水化合物為限，一起來解開零食點心的甜蜜密碼吧！

菜單

主菜及附餐

□1. 無糖芝麻糊	□8. 綠豆糕	□15. 無糖杏仁茶	□22. 青豆仁
□2. 無糖豆花	□9. 100%黑巧克力	□16. 麻荖	□23. 仙草
□3. 爆米花	□10. 開心果	□17. 蠶豆酥	□24. 杏仁果
□4. 蒟蒻條	□11. 八寶粥	□18. 愛玉	□25. 洋芋片
□5. 海苔	□12. 沙其瑪	□19. 南瓜子	□26. 夏威夷豆
□6. 瓜子	□13. 無糖餅乾	□20. 小魚乾	
□7. 香蕉乾	□14. 腰果	□21. 地瓜片	

醣類食材：3.7.8.11.12.13.16.17.21.22.25.

❶堅果、蒟蒻、海苔、仙草、愛玉、100%黑巧克力、小魚乾等，碳水化合物少，不算入醣類食物，可優先選擇作為點心食材。❷蠶豆酥、青豆仁是許多人容易混淆的，屬醣類而非豆類！而這些零食小小一份就有1份醣：爆米花1碗、八寶粥1／4罐、綠豆糕2／3個（34克／個）、沙琪瑪1個（27克／個），一不注意就可能超量。
❸點心時間不少人選擇豆花、冰品充飢，而豆花、冰品中的配料可選擇沒有糖分的仙草、愛玉，以取代澱粉類的珍珠、芋圓、地瓜圓、湯圓、紅豆、綠豆等。❹湯底建議選擇無糖豆漿、鮮奶取代糖水，也可減少精製糖喔！

營養師的瘦身小撇步

零食點心一直是不少人的最愛，建議減脂期以無糖分、低熱量食物或蛋白質食物當點心，如海苔、毛豆、茶葉蛋等；而不加料的無糖豆漿豆花，也是我很喜歡的選擇之一。點心時間不妨試試看這些食物，飽足感會大增喔！若真的要吃餅乾等零食，建議配合營養標示，一天以15公克碳水化合物為限。

零食/點心低醣搭配

零食/點心

青豆仁、蠶豆酥為容易被忽略的醣類食物，點心零食建議以一份醣（15公克碳水化合物）為限，可優先選擇海苔、蒟蒻、毛豆、小魚乾等

甜品/冰品

選擇無糖豆漿豆花、無糖仙草茶、無糖愛玉、剉冰，配料可選擇愛玉、仙草，避免珍珠、綠豆、紅豆、地瓜、芋圓

零食／點心低醣飲食示範

1份醣	全穀雜糧
零食/點心	爆米花1碗
	沙其瑪1個
	旺旺仙貝7片
	蘇打餅乾2-4片
	蛋捲2根
	孔雀餅乾6片
	新貴派2片
	法蘭酥3片
	洋芋片16片

外食族一週快瘦提案

　　忙碌的上班族，常常想下廚烹調，然而下班後身心疲憊，難免心有餘力而不足，而外食仍是方便快速的選擇。常常是老外的你還在擔心外食太多澱粉？太油膩？蔬菜不足？營養師提供外食快瘦低醣提案，讓你即使外食，一樣能夠輕鬆低醣、吃得飽又兼顧瘦身！

女生1200大卡外食一週快瘦提案

星期	早餐	午餐	晚餐
一	西式早餐 蔬菜起司蛋餅1份 無糖豆漿1杯 415大卡(35克醣)	自助餐 3樣青菜1.5碗 白斬雞2兩(2塊) 炒冬粉1/2碗 390大卡(30克醣)	自煮減醣餐 鹽烤鯖魚佐蔬菜（P.151） 花椰菜飯 389(10克醣)
二	西式早餐 燻雞三明治1個 無糖紅茶1罐 390大卡(30克醣)	聚餐：火鍋店 青菜盤 魚片海鮮 冬粉1把 避免醬料 435大卡(30克醣)	自煮減醣餐 雞柳炒蔬菜百匯（P.135） 花椰菜飯 398(15克醣)
三	中式早餐 小籠包(薄皮)6個 無糖綠茶1罐 378大卡(30克醣)	速食店 蜜汁烤雞堡1個 無糖黑豆漿1罐 432大卡(30克醣)	自煮減醣餐 番茄肉片捲（P.155） 杏鮑菇飯 425(20克醣)
四	中式早餐 肉包子1粒 無糖豆漿1杯 271大卡(30克醣)	便當店 鯖魚便當(飯減半) 530大卡(35克醣)	自煮減醣餐 紅酒燉牛肉（P.165） 杏鮑菇飯 358(30克醣)
五	便利商店 烤雞三明治 鮮奶(小)1瓶 411大卡(35克醣)	小吃攤 肝連肉1份 滷蛋1顆 燙青菜1份(不加油蔥) 餛飩湯 356大卡(30克醣)	自煮減醣餐 雞肉豆腐湯麵（P.115） 390大卡(15克醣)
六	便利商店 烤地瓜(小)1條 無糖黑豆漿1瓶 304大卡(35克醣)	自助餐 3樣青菜1.5碗 蒸魚1片 涼拌豆腐1小塊 南瓜1/4碗 475(30克醣)	自煮減醣餐 義式蔬菜烘蛋（P.173） 櫛瓜麵 373(15克醣)
日	御飯糰1個 茶葉蛋2顆 396大卡(35克醣)	速食店 雞肉地瓜總匯沙拉 水果1粒 227大卡(30克醣)	自煮減醣餐 青醬雞肉櫛瓜麵（P.125） 489大卡(15克醣)

外食族一週低醣快瘦提案，提供男生及女生剛開始執行低醣飲食時，不知道如何搭配、分量該如何掌控的參考，跟著這份「外食族一週低醣快瘦提案」，早餐及午餐的減醣外食搭配，而晚餐可以照著減醣料理食譜做，彈性自由搭配餐食選擇，又能控制醣量，一週後變身輕盈體態，快來跟著一起試試看吧！

男生1500大卡外食一週快瘦提案

星期	早餐	午餐	晚餐
一	中式早餐 原味蛋餅1份 無糖豆漿1杯 433大卡(40克醣)	小吃攤 擔仔湯麵(小)1份 燙青菜1份(不加油蔥) 滷豆干6片 532大卡(50克醣)	自煮減醣餐 蘆筍牛肉捲佐蔬菜棒（P.167） 糙米飯半碗 534大卡(40克醣)
二	中式早餐 水煎包1個 無糖豆漿1杯 365大卡(40克醣)	自助餐 3樣青菜1.5碗 白斬雞3兩(6塊) 炒冬粉1碗 515大卡(45克醣)	自煮減醣餐 味噌鯛魚煮（P.133） 溏心蛋1顆 五穀飯半碗 591大卡(55克醣)
三	中式早餐店 蘿蔔糕1份 低脂鮮奶(小)1瓶 410大卡(40克醣)	便當店 滷雞腿便當(飯減半) 525大卡(50克醣)	自煮減醣餐 日式蘿蔔燉肉（P.159） 糙米飯半碗 533(40克醣)
四	西式早餐 鮪魚漢堡1個(去醬) 黑咖啡1杯 353大卡(40克醣)	聚餐：火鍋店 青菜盤 魚片海鮮瘦肉片 飯2/3碗 避免醬料 580大卡(45克醣)	自煮減醣餐 青醬雞肉櫛瓜麵（P.125） 蒜香毛豆 614大卡(20克醣)
五	西式早餐 蔥抓餅加蛋 黑咖啡 451大卡(55克醣)	速食店 嫩煎雞腿堡 四季沙拉 394大卡(47克醣)	自煮減醣餐 孜然風味雞腿排（P.153） 五穀飯半碗 605(35克醣)
六	便利商店 御飯糰1個 茶葉蛋1顆 無糖豆漿1罐 488大卡(50克醣)	便利商店 生菜沙拉1盒 蕎麥涼麵1盒 茶葉蛋3顆 526大卡(55克醣)	自煮減醣餐 奶油鮭魚鴻喜菇（P.149） 五穀飯半碗 474(40克醣)
日	便利商店 鮪魚夾心沙拉麵包1個 無糖拿鐵(小) 1杯 291大卡(40克醣)	小吃攤 蚵仔煎1份 滷豆干4片 燙青菜1份(不加油蔥) 630大卡(55克醣)	自煮減醣餐 滷蘿蔔牛腱肉（P.171） 五穀飯半碗 525大卡(40克醣)

市售外食醣量表

食品名稱	單位	熱量(大卡)	醣量(公克)
中式小吃			
蚵仔煎	一份(272公克)	455	51.6
肉圓	一份(185公克)	324	53.2
大腸包小腸	一份(217公克)	582	44.2
蚵仔麵線	一份(412公克)	415	51.1
牛肉麵	一份(817公克)	969	88
擔仔麵	一份(378公克)	282	47.4
炒米粉	一份(293公克)	453	82.5
滷肉飯	一份(288公克)	648	83.4
牛肉燴飯	一份(553公克)	872	102.7
潤餅	一份(211公克)	495	40.9
阿給	一份(255公克)	371	48.6
酸辣湯	一份(392公克)	109	16.4
肉羹	一份(334公克)	405	20
肉粽	一份(186公克)	331	49.7
碗粿	一份(240公克)	324	39.3
刈包	一份(240公克)	195	26.5
米粉湯	一份(560公克)	490	95.6
鍋貼	一份(246公克)	753	89.9
水餃	一份(262公克)	488	34.3
西式料理			
青醬雞肉燉飯	1份	664	55.2
椒麻雞義大利麵	1份	598	80.3
南瓜鮮蝦培根燉飯	1份	702	74.9
法式海鮮焗飯	1份	693	68.1
肉醬麵	1份	795	131
奶油培根麵	1份	796	121
奶油咖哩牛肉飯	1份	760	41.2
白酒鮭魚奶油義大利麵	1份	535	79.7
番茄雞肉義大利麵	1份	683	92.3
奶油野菇義大利麵	1份	686	71.1
香蒜野菇義大利麵	1份	751.4	93.6
法式香草烤雞腿飯	1份	481	59.6

食品名稱	單位	熱量(大卡)	醣量(公克)
法式奶油魴魚排	1份	561	65.5
鬆厚披薩超級什錦(大)	1份	282	27
薄脆披薩超級什錦(大)	1份	231	22
costco總匯披薩	1份	770	37.5
蛤蜊濃湯	1份	237	18
法式菌菇濃湯	1份	86	10
南瓜濃湯	1份	168	22
便當店			
池上雞排便當	1份	1064	90.7
池上控肉便當	1份	796	79.6
池上招牌便當	1份	563	78.6
池上排骨便當	1份	745	78.3
池上鯛魚便當	1份	704	86.1
池上鱈魚便當	1份	724	83.8
池上叉燒便當	1份	724	78.3
池上蝦捲便當	1份	730	94.1
池上炸雞腿便當	1份	939	78.3
池上蝦捲便當	1份	730	94.1
悟饕養生飯包	1份	726	119.9
悟饕黃金排骨飯包	1份	825	131.6
悟饕鐵路懷舊飯包	1份	813	117.4
悟饕滷雞腿飯包	1份	740	103.9
悟饕蒲燒鯛魚飯包	1份	935	108.5
悟饕辣味卡啦雞飯包	1份	763	120.4
悟饕蜜汁腿排飯包	1份	782	110.8
悟饕椒來麻雞腿飯包	1份	930	113.1
悟饕海陸雙拼飯包	1份	808	110.3
便利商店			
麥當勞滿福堡	1份	276	28
麥當勞豬肉滿福堡加蛋	1份	376	28
麥當勞青蔬滿福堡	1份	278	28
麥當勞鬆餅3片	1份	319	53
麥當勞黃金薯餅烤土司	1份	562	62

食品名稱	單位	熱量(大卡)	醣量(公克)
麥當勞嫩煎雞腿堡	1份	363	40
麥當勞雙層牛肉吉事堡	1份	465	35
麥當勞大麥克	1份	554	49
麥當勞麥脆雞原味	1份	398	17
麥當勞薯餅	1份	152	14
麥當勞薯條(小)	1份	265	33
麥當勞薯條(中)	1份	376	47
麥當勞薯條(大)	1份	529	66
麥當勞四季沙拉	1份	31	7
麥當勞蘋果派	1份	231	31
摩斯藜麥薑燒珍珠堡	1份	355	56.9
摩斯蜜汁烤雞堡	1份	316	24.3
摩斯雞肉地瓜總匯沙拉	1份	167	12
摩斯藜麥地瓜烤雞沙拉	1份	200	33.5
摩斯雞塊	1份	431	10
肯德基咔啦雞腿堡	1份	445	50.7
肯德基原味蛋塔	1個	182	17.3
早餐店			
蘿蔔糕	1份	290	27.8
蔬菜蛋餅	1份	278	27.8
玉米蛋餅	1份	264	36
拉亞麥香雞肉堡	1份	461	34
拉亞培根牛肉堡	1份	555	42
拉亞義式肉蛋豬三明治	1份	264	29.4
拉亞鮪魚三明治	1份	276	35
拿坡里肉醬義大利麵	1份	401	64.4
薏仁漿	1杯	234	54.9
豆漿	1杯	217	21.7
奶茶	1杯	183	26.4
紅茶	1杯	94	23.5
零食點心			
麻老	一塊(38公克)	179	22.4
牛奶牛軋糖	三塊(43公克)	212	23
紅豆車輪餅	一個(93公克)	226	40.4
鳳梨酥	一個(36公克)	173	21.5
芋頭酥	一個(52公克)	236	33.6

食品名稱	單位	熱量(大卡)	醣量(公克)
綠豆湯	一份(306公克)	254	51.5
八寶冰	一份(291公克)	271	61.7
豆花	一份(340公克)	172	28
方塊酥	一塊(19公克)	89	13.9
蔬菜蘇打	四片(26公克)	141.9	15
蛋捲	兩根(36公克)	127	17.6
法蘭酥	三片(23公克)	113.7	15
捲心酥	三根(22公克)	114	14
檸檬夾心酥	兩塊(22公克)	112.8	15
可口奶滋	三片(21公克)	105.6	15
新貴派	兩塊(32公克)	170	16
米香	一個(38公克)	179	22.4
草莓大福	一個(70公克)	128	25.6
紅豆麻糬	一個(72公克)	146	28.8
海苔片	一包(4.6公克)	13	2.4
五香蒟蒻干	一包(40公克)	33	8
豬肉乾	1/4包(50公克)	165	20.5
沙茶豆干	1/2包(65公克)	248	23.8
黑巧克力(85%)	一小片(5公克)	29.5	2
杏仁小魚	1包(50公克)	274	10
蠶豆酥	半包(75公克)	365	37.5
洋芋片	16片(24公克)	122	15
飲料			
可口可樂	一罐(330毫升)	139	35
黑松沙士	一罐(330毫升)	138	34.6
麥香綠茶	一罐(300毫升)	84	21
麥香紅茶	一罐(300毫升)	120	30
麥香奶茶	一罐(300毫升)	118	27.3
茉莉蜜茶	一罐(400毫升)	118.4	29.6
伯朗咖啡原味	一罐(240毫升)	104	19.7
伯朗咖啡藍山	一罐(240毫升)	101	18.2
波蜜果菜汁	一罐(330毫升)	122	31
舒跑	一罐(590毫升)	161	40.2
蜂蜜水	一罐(320毫升)	82	20.5
養樂多	一罐(100毫升)	72	16.1

案例1

曾女士（60歲，小吃店老闆娘） | 減重期：2個月 | 減重成效：瘦5.7公斤
體脂肪：下降5.7% | 腰圍：減3公分

● 節食少吃，瘦下來反而氣色不好

我從生產後帶孩子，後來開小吃店已經許多年了，開店的生活忙碌，從天剛亮就要採買食材，中午生意正好的時候常常沒辦法用餐，一直沒很注意飲食生活調整，為了照顧家庭與生意，也沒時間運動，體重就漸漸直線上升，比年輕時多了10多公斤，曾經嘗試少吃減肥，一天只吃一餐，肚子餓時只能忍耐多喝水，好不容易終於變瘦了，家人卻覺得我氣色變差，精神體力也不如以前，因此想找尋正確的減重方法。

我來到診所找營養師諮詢，才發現以前節食少吃的方式雖然可以瘦，但是會流失肌肉，反而更容易復胖。

● 精製白色澱粉，易累積脂肪

以前的飲食，為了工作有體力，幾乎三餐都是白飯，還有小吃店裡的粽子、碗粿等，直到上了營養課程，斯涵營養師才解釋精製澱粉對體脂肪的影響，原來食物的種類影響真的很大，於是我開始改變澱粉的種類，早餐吃麥片、晚餐吃地瓜，排便也變得順

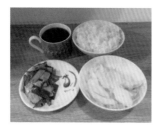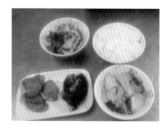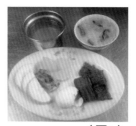

（圖1）

暢許多。

能參加這次的課程很感恩，每天記錄飲食才發現自己以前的飲食容易致胖，感謝一步一步帶領我調整，而且這次變瘦後，氣色反而更好了，除了體重，也找回了健康自信才是最重要的。

156公分			
日期	106.10.23	106.11.23	106.12.23
體重	59.1	55.9	53.4
BMI值	22.8	21.6	20.6
體脂肪率(%)	34.2	31.5	28.5
骨骼肌重(kg)	21.0	20.4	19.4
體脂肪重(kg)	20.2	17.6	15.2
內臟脂肪級別	9	7	7

（圖2）

案例2

黃小姐（39歲，保險上班族女性）｜減重期：2個月｜減重成效：瘦7.8公斤
體脂肪：下降7.6%｜腰圍：減3.5公分

● **產後肥胖，嘗試代餐只減重而非減脂**

是同事介紹來找斯涵營養師諮詢減重。

體重因懷孕飆升，產後一直還維持近70公斤的體重，為了想要回復產前的體重，也有嘗試過高蛋白質的代餐，但是嘗試一陣子後雖然體重減輕，但是體脂沒有顯著降低，剛好同事介紹診所有健康減脂的方式，就想來嘗試看看。

● **高油脂澱粉及含糖飲料，高體脂元凶**

原本一直覺得自己吃很少，不知道為什麼瘦不下來，參加諮詢課程後才發現以前的飲食其實很油膩，像披薩、蔥油餅、滷肉飯等，是工作時大家常訂的，開會時常常有飲料等，後來才慢慢避免，改成像：南瓜、無糖豆漿等，營養師告訴我，這些食物裡的不好的油脂，仍易造成高膽固醇，後來換成堅果，不僅體脂肪順利減下來、膽固醇也降低了呢！

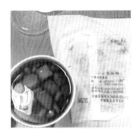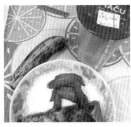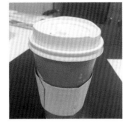

（圖3）

166公分			
日期	107.1.27	107.2.21	107.3.28
體重	66.2	61.6	59.1
BMI值	24.0	22.4	21.4
體脂肪率(%)	35.9	31.2	28.3
骨骼肌重(kg)	23.1	21.9	21.8
體脂肪重(kg)	23.8	19.2	16.7
內臟脂肪級別	10	8	7

（圖4）

案例3

潘先生（40歲，公司老闆）｜**減重期：4個月**｜**減重成效：瘦11.8公斤**
體脂肪：下降10.3%｜**腰圍：減11公分**

● 只靠運動重訓，體脂降不下來

因為工作的關係，日夜顛倒，身體不知不覺發福，開始進健身房重訓，一週約四次，也找了專業的健身教練指導，但是體脂沒有明顯下降，後來才知道，飲食是影響體脂的關鍵。

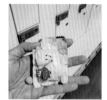

聽朋友介紹，決定來找專業的營養師諮詢，之前也曾經靠著飲食紀錄軟體記錄飲食，而這次營養師不只計算熱量，也會與我討論食物搭配，參加課程後飲食真的改變不少。

（圖5）

● 外食也能吃減醣，選對食物搭配輕鬆瘦

其實我因為工作的關係，一直都是外食，起初擔心外食飲食沒法做到減醣，但是詳細與營養師討論後才發現，外食還是有許多選擇，我比較常吃鐵板燒，能夠吃到青菜又有瘦肉或魚、便利商店的雞胸肉或關東煮蔬菜也是我會選擇的，原本還有吃點心巧克力、糖果的習慣，後來正餐吃得很飽，也不餓，就漸漸把零食點心戒掉了，除了重訓加上飲食，真的讓我的體態更健美了，真的覺得運動是必須，飲食怎麼吃是門學問，更要學習。

178公分				
日期	107.4.19	107.5.31	107.7.2	107.8.23
體重	90.1	86.2	81.7	78.3
BMI值	28.4	27.2	25.8	24.7
體脂肪率(%)	25.8	22.7	20.0	15.5
骨骼肌重(kg)	38.1	37.6	35.2	36.2
體脂肪重(kg)	23.1	19.6	16.4	12.1
內臟脂肪級別	10	9	8	6

（圖6）

案例4

蔡女士（57歲，家庭主婦）｜減重期：2個月｜減重成效：瘦3.8公斤
體脂肪：下降5%｜腰圍：減6公分

● 埋線減重，短暫瘦身後又復胖

我想要保持年輕的體態與健康的身體，也嘗試過各種減肥方法，埋線等，可是效果不持久，反而變更胖。

來到診所遇到營養師，才發現原來減脂也可以吃得那麼飽，也不用白花冤枉錢，只要透過正確的食物選擇，營養課程也會教我們如何製備健康的減脂食物，運用燕麥做炸雞、燕麥粥，家人也吃得很開心。

153公分			
日期	107.9.4	107.10.5	107.11.2
體重	57.5	55.4	53.7
BMI值	24.6	23.7	22.9
體脂肪率(%)	36.9	33.5	31.9
骨骼肌重(kg)	19.6	19.9	19.7
體脂肪重(kg)	21.2	18.6	17.1
內臟脂肪級別	10	8	6

（圖7）

● 健康減醣，體態變少女

很滿意這次兩個月的課程的減脂成效，課程結束後我也持續保持飲食及運動習慣，沒想到體重及體脂還持續降低，最近一次的體脂肪27.4%，幾乎是我年輕時的體脂了，朋友也說我變年輕好多，感謝營養師讓我學習正確的方法，重新找回年輕健康的身體！

案例5

吳先生（42歲，工程師）｜**減重期：4個月**｜**減重成效：瘦13.3公斤**

體脂肪：下降12%｜**腰圍減12.5公分**

● 健康亮紅燈、家庭因素決定健康減脂

會參加這次減脂計畫是因為公司體檢發現有脂肪肝、高血脂等問題，醫師建議我要減重，而太太一直覺得我的飲食很不健康，從前我都覺得食物能吃就好，也喜歡品嚐美食，直到健康與婚姻都開始亮起紅燈，才下定決心要減脂。

這次瘦身後對我的影響是想重新開始，想努力看看改變健康、生活，也許人生會不同！

● 食物量過多、卡路里超標

營養師告訴我減脂跟卡路里與食物選擇有關，我原本覺得我的食量很正常，記錄飲食討論後，才開始慢慢減少食物量。

原本以為無糖豆漿很健康當點心喝，但是卡路里已經很足夠了，不用額外再喝，以前早餐會吃兩份蛋餅加上飯糰等，現在減少了許多，不知不覺就瘦下來，脂肪肝也由重度轉為輕度了，能夠掌握自己健康的感覺真好！

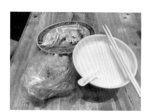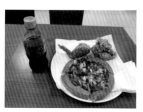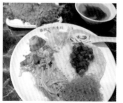

（圖7）

182公分				
日期	107.1.20	107.3.25	107.4.2	107.5.18
體重	104.1	99.5	94.1	90.3
BMI值	31.8	30.4	28.4	27.3
體脂肪率(%)	29.0	25.4	21.5	17.0
骨骼肌重(kg)	42.4	41.7	41.5	41.3
體脂肪重(kg)	30.1	25.3	20.2	15.4
內臟脂肪級別	11	10	9	7

（圖8）

減醣食材介紹篇，如何取得食材？

準備減醣飲食時，會不會感到困惑，食材可以由哪邊取得呢?想要方便製備減醣食材，不妨參考以下資訊，書籍中使用的減醣食材，可以在以下的網站或實體通路店面買的到喔！

麥片/燕麥棒

本書早餐食譜中的燕麥雞柳（P.93）使用的燕麥為保留麥麩、胚乳及胚芽的全穀類，高纖維、添加植物固醇，1片即含有1克植物固醇，因為比較薄脆，適合用來取代需要裹粉、勾芡的料理呦！像取代炸雞的粿粉或麻婆豆腐的勾芡，都是可以嘗試的呦！

線上購物：
wheet bix澳洲全穀片
網址：http://www.weetbix.com.tw/pro-php/
客服專線：0800-222000

花椰菜米

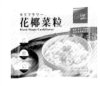

花椰菜米可以自製，若想方便節省時間，也可以購買市售花椰菜米的包裝有分為250公克、500公克、1000公克，可依需求做選擇購買，放冷凍儲藏、注意保存期限即可

實體通路：全聯、家樂福、大潤發、costco
線上購物：可搜尋：「花椰菜米」

momo購物　　生活市集

豆腐麵

　　市售豆腐麵的包裝有小包155公克或大包1000公克，冷藏處存時間約1個月內，所以購買後要盡快食用喔！豆腐麵裡面的水是用來麵體的，也是可以食用的不用擔心，目前豆腐麵大多為網路上購買，比較少實體通路！

線上購物：
可搜尋「豆腐麵」

momo購物　　憶霖紀文　　菜鳥王

蒟蒻米

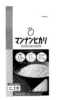

此款蒟蒻米為日本製，目前只能在網路上找尋代購的網路通路購買，蒟蒻米不需洗可以與白米2：蒟蒻米1的方式，內鍋加入約1.1倍的水來烹煮，可以一次煮起來，再分次食用，例如：2碗蒟蒻米飯，可用50克白米、25克蒟蒻米，內鍋加入80-85毫升左右的水來烹煮

線上購物：可於蝦皮購物搜尋：「大塚食品 蒟蒻米」

蒟蒻麵

市售蒟蒻麵有許多種類，可選擇個人喜歡的口味及口感，蒟蒻麵的保存可於常溫保存，若食用不完再放於冷藏，不可處存於冷凍

線上購物：可搜尋：「超纖微卡蒟蒻米／米麵」

momo購物　　生活市集

千張豆腐皮

千張豆腐皮為非常薄的豆皮，屬黃豆製品，可以用來取代餅皮，做成蛋餅、、月亮蝦餅、腐皮蝦捲等，也可以裁切成1/4大小後，做成餛飩、燒賣、春捲等，千張豆腐皮平時放於室溫處存即可

線上購物：可搜尋：「千張豆腐皮」

momo購物　　生活市集

239

國家圖書館出版品預行編目資料

營養師的減醣快瘦廚房：控醣穩糖，代謝好好！吃好吃滿還能狂瘦的終
極飲食計畫／楊斯涵著. -- 初版. -- 臺中市：晨星出版有限公司，2021.01
　　面；　公分. --（健康與飲食；138）

ISBN 978-986-5529-99-4（平裝）

1.減重 2.食譜 3.健康飲食

411.94　　　　　　　　　　　　　　　　　　　109020717

健康與飲食 138

營養師的減醣快瘦廚房

控醣穩糖，代謝好好！吃好吃滿還能
狂瘦的終極飲食計畫

可掃描QRC
至線上填回函！

作者	楊斯涵
攝影	子宇影像工作室
主編	莊雅琦
特約編輯	何錦雲
校對	何錦雲、楊斯涵、莊雅琦
美術排版	曾麗香
封面設計	賴維明

創辦人	陳銘民
發行所	晨星出版有限公司 台中市西屯區工業30路1號1樓 TEL：(04)2359-5820　FAX：(04)2355-0581 行政院新聞局版台業字第2500號
法律顧問	陳思成律師
初版	西元2021年01月15日
再版	西元2021年02月01日（二刷）
總經銷	知己圖書股份有限公司 106台北市大安區辛亥路一段30號9樓 TEL：02-23672044／02-23672047 FAX：02-23635741 407台中市西屯區工業30路1號1樓 TEL：04-23595819FAX：04-23595493 E-mail：service@morningstar.com.tw 網路書店 http://www.morningstar.com. tw
訂購專線	02-23672044
郵政劃撥	15060393（知己圖書股份有限公司）
印刷	上好印刷股份有限公司

定價 560 元
ISBN 978-986-5529-99-4

Published by Morning Star Publshing Inc.
Printed in Taiwan
All rights reserved.